Eberhard J. Wormer

DARM IN BALANCE

Vitalität durch gesunde Darmflora

Mit Tipps zur gesunden Ernährung
und vielen leckeren Rezepten

VORWORT

Liebe Leserin, lieber Leser,

willkommen in der wunderbaren Welt der Mikroben. Ja, Sie tragen etwa zwei Kilogramm Bakterien ständig mit sich herum – von Anfang an. Und das ist gut so. Bislang ist das Darmbiotop noch weitgehend *terra incognita* – unerforschtes Gebiet. Dennoch hat die Wissenschaft in den letzten zehn Jahren viele erstaunliche Fähigkeiten und Eigenschaften unserer Mitbewohner im Darm entdeckt: Sie machen Nahrungsmittel verwertbar, produzieren Vitamine, Abwehrstoffe und Hormone. Es gibt viele verschiedene Bakterienvölker in unserem Darm, die sich nützlich machen und sehr hilfreich sind. Wir sollten sie gut behandeln und unterstützen. Sie sind unsere Freunde.

Dieses Buch macht Sie mit der Tatsache vertraut, dass der Mensch zwei verschiedene unverwechselbare Identitäten besitzt: das Genom und das Mikrobiom. Zudem leben wir mit zwei Gehirnen: Eines sitzt im Kopf und das andere im Bauch. Und manchmal trifft der Bauch die Entscheidung, nicht der Kopf. Sie sind eingeladen, eine Reise durch den Verdauungstrakt zu machen. Dort begegnen Sie Ihren freundlichen Mitarbeitern und auch den eher unerwünschten Mitbewohnern, die Aufruhr unter den Bakterienvölkern stiften können.

Wenn Sie abnehmen und überflüssige Pfunde loswerden wollen, sind Sie hier genau richtig! Von einer gesunden, abwechslungsreichen Ernährung und einem gesunden Lebensstil profitieren Sie genauso wie Ihre Darmflora. Sie können Ihren Schlankmacherbakterien dabei helfen, die Dickmacherbakterien in Schach zu halten. Die Artenvielfalt im Darm und das richtige Futter für die guten Bakterien sind Erfolgsfaktoren auf dem Weg zum Wohlfühlgewicht. Leckere Rezepte werden Ihnen dabei helfen, Ihr Ziel mit Lust und Freude am Leben zu erreichen.

Dr. med. Eberhard J. Wormer

INHALT

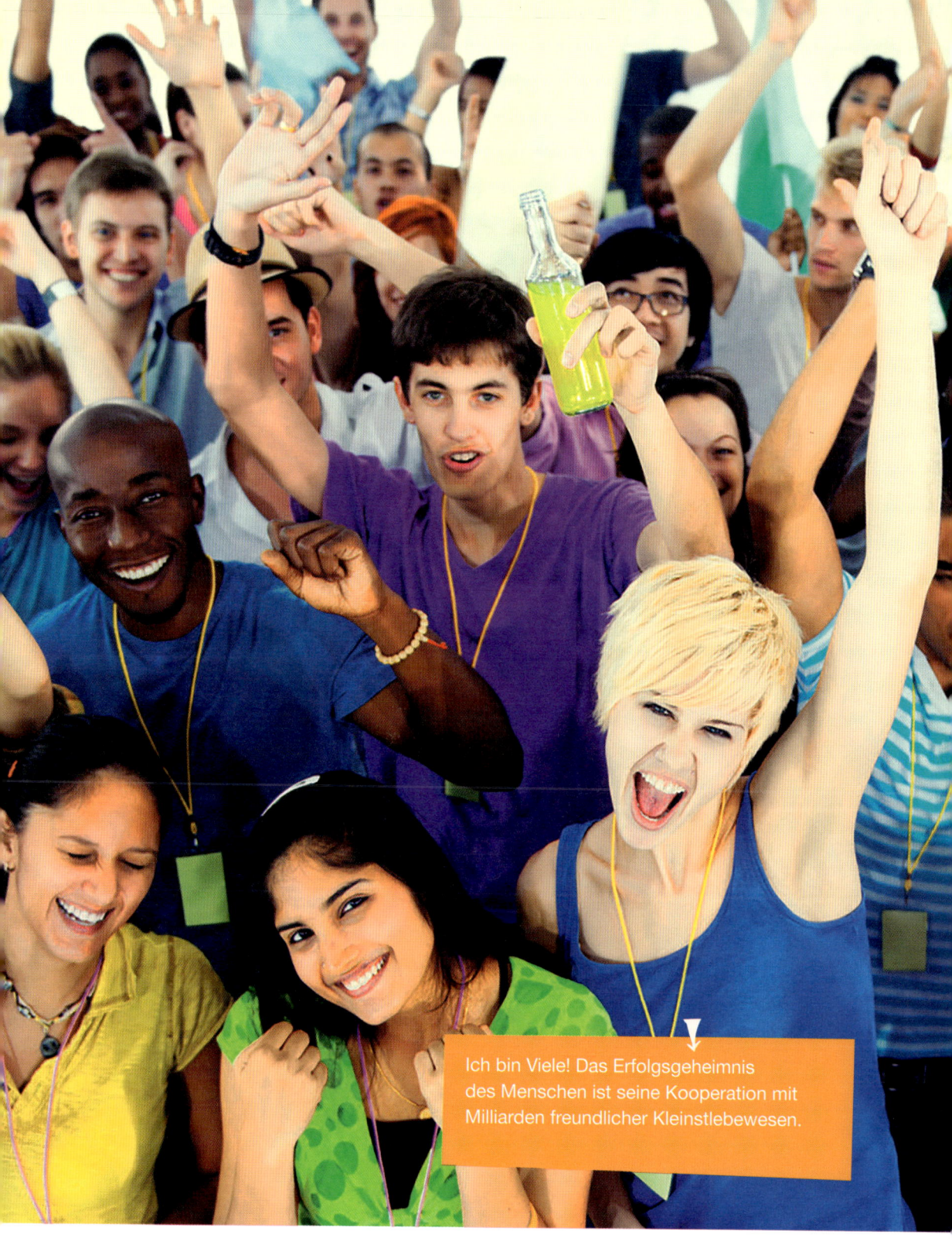

Ich bin Viele! Das Erfolgsgeheimnis des Menschen ist seine Kooperation mit Milliarden freundlicher Kleinstlebewesen.

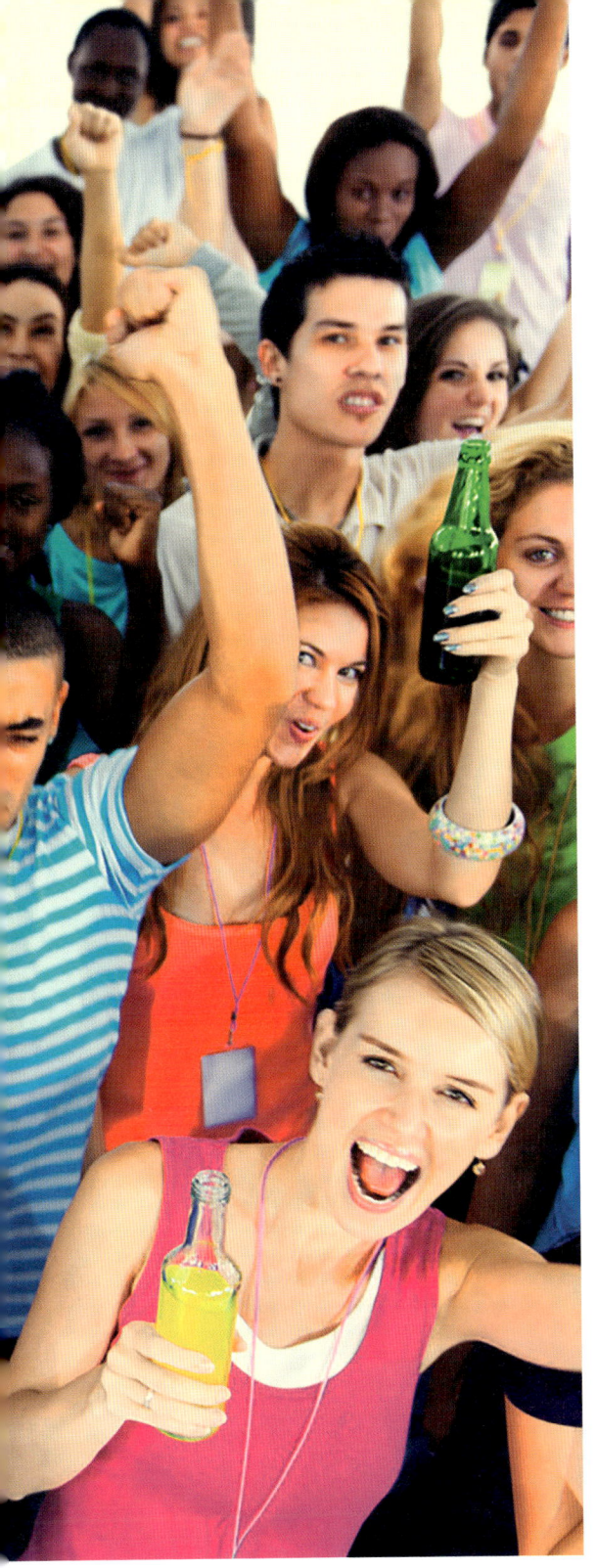

DAS ZWEITE ICH

Wer bin ich, und wenn ja, wie viele?
Die Antwort der Biologie: 100 Billionen
(Bakterien) plus 1 (Mensch). Lebensformen,
die ohne Kooperation mit Mikroorganismen
auskommen, gibt es wahrscheinlich
nicht und hat es nie gegeben. Biologisch hat
der Mensch zwei Identitäten, die jedes
Individuum unverwechselbar machen.
Das erste Ich ist die Gesamtheit aller Gene,
das *Genom*.
Das zweite Ich ist die Gesamtheit aller
nützlichen Mitbewohner, das *Mikrobiom*.
Dennoch haben Bakterien einen schlechten
Ruf. Sie gelten als Feinde, als Krankheits-
erreger, als anrüchig und unsauber – ein
Gräuel für Hygienefanatiker. Die Menschheit
befindet sich seit Beginn des 20. Jahrhunderts auf dem Kriegspfad mit Bakteri-
en. Sie erfand Antibiotika-Waffen, die den
unsichtbaren Feinden den Garaus machen
sollen. Doch Bakterien sind nicht unsere
Feinde! Sie sind unsere Vorfahren. Ihnen
uneingeschränkt den Krieg zu erklären,
bedeutet eine Kampfansage gegen jedwede
Lebensform auf Erden.
Der einzige sterile Ort der menschlichen
Lebensgeschichte ist die Gebärmutter mit
dem ungeborenen Kind. Auf dem Weg durch
den Geburtskanal bekommt das Neugeborene
einen ersten Überzug mit Bakterien verpasst.
Unmittelbar nach der natürlichen Geburt sucht
das Kind auf dem Bauch der Mutter instinktiv
nach der Brustwarze. Hautkontakt und Muttermilch leiten die lebenswichtige Besiedelung des Nachwuchses mit den mütterlichen
Keimen ein: Bifidobakterien und Lactobazillen,
die als Teil der Darmflora bei der Verdauung
helfen, B-Vitamine und Folsäure, Nährstoffe und natürliche antibiotische Substanzen
herzustellen.

Menschliches Leben ist nur mit der Koexistenz von Mikroorganismen möglich. Sie stehen zudem in der ersten Verteidigungslinie, um krankmachende Keime abzuwehren. Mehr als zwei Kilogramm unseres Körpergewichts gehen auf das Konto unserer bakteriellen Mitbewohner. Die freundlichen Bakterien haben sich dort eingenistet, wo sie optimale Lebensbedingungen vorfinden – auf der Haut und auf den Schleimhäuten, innen und außen. Somit sollte der Platz für weniger freundlich gesonnene Keime bereits besetzt sein. Beispielsweise leben im Rachenraum Streptokokkenarten, die antibiotische Stoffe speziell gegen den Entzündungskeim *Streptococcus pyogenes* produzieren.

Jeder Quadratzentimeter der Haut eines gesunden Menschen ist mit etwa 100 000 bis 1 000 000 Bakterien besiedelt – auf trockenen Hautabschnitten weniger und in Feuchtzonen mehr. Die Gesamtzahl der normalerweise auf der Haut lebenden Mikroorganismen beläuft sich auf etwa 1 Billion. Dieser „lebende" Schutzanzug der Haut bewahrt uns vor aggressiven Keimen.

Bakterien sind lernfähig. Deshalb brauchen Kinder den Kontakt mit pathogenen Keimen. „Kinderkrankheiten" sind das Trainingscamp der körpereigenen Abwehr. Unsere Bakterienflora findet dann Wege, um sich (und uns) vor den Angriffen gefährlicher Erreger zu schützen. Jede Erkrankung durch Mikroben bedeutet auch, dass unsere Partnerschaft mit den Bakterien – die symbiotische Balance von Mensch und Mikroorganismen – gestört ist. Krankmacherkeime können sich dann leichter einnisten und behaupten.

Der menschliche Darm ist von zahlreichen Mikroorganismen besiedelt. Er beherbergt ein komplexes bakterielles Ökosystem. Bei der natürlichen Geburt kommen Neugeborene in Kontakt mit *Escherichia coli*, Enterobakterien und Streptokokken. Über die Muttermilch gelangen Bifidobakterien und Lactobazillen in den Darm. Die Darmflora des gesunden Erwachsenen besteht aus 10 bis 100 Billionen Bakterien, überwiegend anaerob (nicht auf Sauerstoff angewiesen). Man schätzt, dass der Darmkanal von mindestens 500 bis 1000 unterschiedlichen Bakterienarten bewohnt wird. Die gesamte Darmschleimhaut ist mit einer Bakterienschicht überzogen – im Dünndarm mit weniger (Tausende bis Millionen), im Dickdarm mit mehr Mikroorganismen (Milliarden bis Billionen).

Die Darmflora ist äußerst nützlich. Sie meistert unter anderem folgende Aufgaben: Stärkung und Schutz des Immunsystems, Produktion von Vitaminen (Thiamin, Riboflavin, Vitamin B12, Vitamin K), Unterstützung der Verdauung, Energieversorgung der Darmschleimhaut, Anregung der Darmbewegung, Synthese von Fettsäuren (vor allem Butansäure) und Entgiftungsaufgaben.

Die dichte Besiedelung der Schleimhaut mit hilfreichen Bakterien verhindert normalerweise, dass sich im Darm pathogene Keime ausbreiten. Ein Drittel der fäkalen Trockenmasse im Stuhl besteht aus Darmbakterien. Wenn das Gleichgewicht der Darmflora gestört ist, kann es zur Fehlbesiedelung dieses Organsystems kommen. Typische Anzeichen sind Bauchschmerzen, Blähungen, erhöhte Infektanfälligkeit oder Nahrungsmittelunverträglichkeiten.

Die größte Gefahr für unsere Darmflora droht bei Anwendung moderner Antibiotika. Hierdurch wird die Balance der Darmflora nachhaltig gestört. Das begünstigt Nährstoffmangel, Pilzbefall, chronische Infektionen, Allergien und Krankheitsanfälligkeit – und die Regeneration kann Wochen dauern. Werden Kinder häufig und intensiv mit Antibiotika behandelt, sind bleibende Schäden zu befürchten. Mikroben sind für uns überlebenswichtig. Sie zu bekämpfen ist dumm. Wir sind auf unsere nützlichen und freundlichen Keime angewiesen.

DAS ZWEITE GEHIRN

Wer trifft hier die Entscheidungen? Ihr Kopf oder Ihr Bauch(gefühl)? Die Bakterienlandschaften des Darmbiotops sind noch weitgehend unbekanntes Terrain. Die Mikrobiomforschung steckt hier noch in den Kinderschuhen. Noch viel mehr gilt dies für die lange bezweifelte Existenz des sogenannten „Darmhirns". Heute wissen wir, dass es ein Gehirn im Darm gibt.

Denn: Der Verdauungstrakt ist das einzige Organ, das ein eigenes Nervensystem hat. Es kann reflektorische Nervensignale ohne Mitwirkung des Gehirns oder Rückenmarks verarbeiten. Möglicherweise beruht diese Errungenschaft auf dem evolutionären Gedanken, durch Auslagerung der Nahrungsverarbeitungsintelligenz das zentrale Nervensystem zu entlasten und Kapazität für

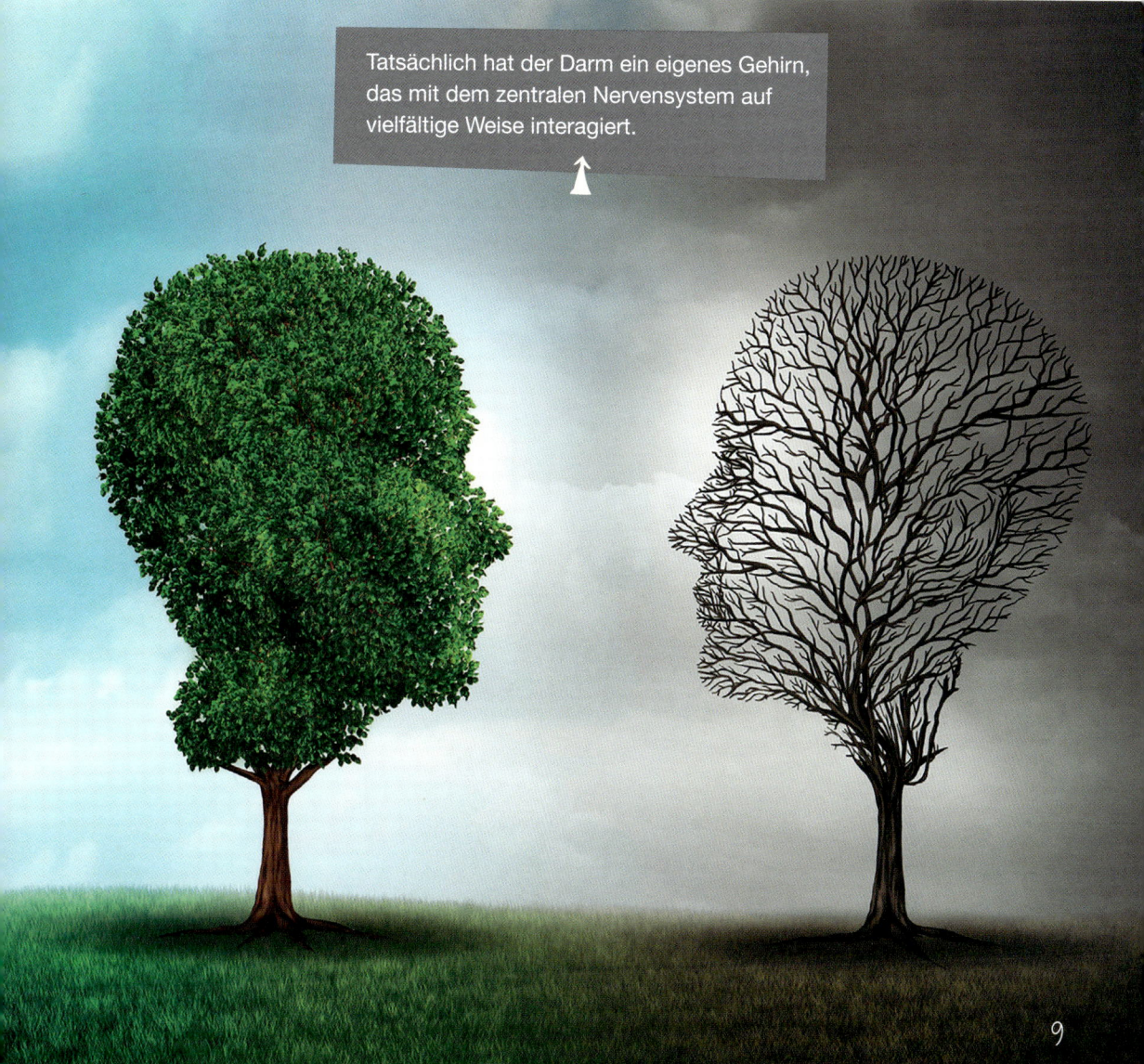

Tatsächlich hat der Darm ein eigenes Gehirn, das mit dem zentralen Nervensystem auf vielfältige Weise interagiert.

die Entwicklung höherer Hirnfunktionen frei zu machen.

Das Darmhirn ist mehr als der „kleine" Bruder des Großhirns. Der Dünndarm verfügt über mehr als 100 Millionen Nervenzellen. Nimmt man die Nervenzellen der Speiseröhre, des Magens und des Dickdarms hinzu, gibt es im Verdauungstrakt mehr Nervenzellen als im Rückenmark und im peripheren Nervensystem. Zudem verfügt das Darmhirn über komplexe Kommunikationsmöglichkeiten unter Nutzung aller bekannten Nervenbotenstoffe (Neurotransmitter). Das Darmhirn arbeitet weitgehend autonom und wird auch als Teil des autonomen Nervensystems betrachtet. Als Datenautobahn zum Gehirn fungiert hauptsächlich der Vagusnerv.

Von den Aktivitäten des Darmhirns bekommen wir nichts mit – es sei denn, es macht sich mit Sodbrennen, Bauchkrämpfen, Durchfall oder Verstopfung bemerkbar. Noch schwieriger wird es bei „funktionellen Verdauungsstörungen". Niemand weiß genau, warum sie auftreten. Vielleicht kommt es im Nervensystem des Darms zu besonderen Formen von Psychoneurosen? Wer weiß. Die 100 Millionen Nervenzellen im Dünndarm sind nur über ein- bis zweitausend Nervenfasern mit dem zentralen Nervensystem verbunden. Heute gibt es einen eigenen Wissenschaftszweig, der sich mit den Funktionen des Darmhirns beschäftigt, die Neurogastroenterologie.

Das Arbeitsgebiet des darmeigenen Nervensystems erstreckt sich von der Speiseröhre bis zum Enddarm. In die Darmwand integrierte Nervenzellen ermöglichen eine reibungslos funktionierende Verdauung – ein hochkomplexer Vorgang. Nährstoffe werden analysiert und dann wird entschieden, ob sie gebraucht oder ausgeschieden werden. Auch an der Aufspaltung von Fett, Eiweiß und Kohlenhydraten, der Sekretion von Verdauungsenzymen und an der Darmmotorik ist das Darmhirn beteiligt. Darmbewegungen müssen koordiniert werden, zugeschnitten auf den jeweiligen Darmabschnitt.

Darüber hinaus gibt es noch die Darm-Hirn-Achse, auf der Gegenverkehr herrscht. Nicht nur das Gehirn funkt in Richtung Darm, sondern auch umgekehrt der Darm in Richtung Gehirn. Allerdings kommen 90 Prozent der Signale vom Darm und nur 10 Prozent gelangen vom Kopf zum Bauch. Ob wir satt und zufrieden oder gestresst und hungrig sind, entscheidet zunächst der Darm allein. Erst wenn „Feuer unterm Darmdach" ist, kommen klare Löschbefehle von der Zentrale oben.

Die Verständigung beider Gehirne wird mit denselben Botenstoffen durchgeführt. Einen Großteil der Neurotransmitter produziert der Darm. Bei der Produktion von Allergieauslösern, Stress- und Glückshormonen oder Appetithemmern helfen nützliche Darmbakterien mit. Zielbereiche für Botenstoffe aus dem Darm sind unter anderem der Hippocampus und der Mandelkern (Amygdala) – Hirnzentren, die mit Gefühlen, Motivation, Entscheidungsfindung und Lernen zu tun haben. Das Wohlfühlhormon Serotonin wird zu 95 Prozent im Darm hergestellt und regelt hier die Verdauung und das Sättigungsgefühl.

Es ist also nicht immer der Kopf, der unsere Befindlichkeit bestimmt. Die hilfreiche Mikrobenmannschaft im Darm kommuniziert untereinander und über das hauseigene Nervensystem auch mit der Zentrale im Kopf. Bei Stresszuständen werden entzündungsfördernde Signalstoffe ausgeschüttet. Das kann Alarmsignale an das Gehirn auslösen. Nervosität, Unruhe oder Angst, ein schlechtes „Bauchgefühl" sind die Folge. Somit ist die Darmflora in wesentlich größerem Umfang an unseren Emotionen und Entscheidungen beteiligt, als wir glauben.

Laborexperimente an Mäusen weisen darauf hin, dass es uns dann ganz besonders gut geht, wenn wir ein artenreiches Biotop im Bauch haben – mit vielen guten Bakterien, die das richtige Futter bekommen. Kein Zweifel: Bakterien sind unsere Freunde.

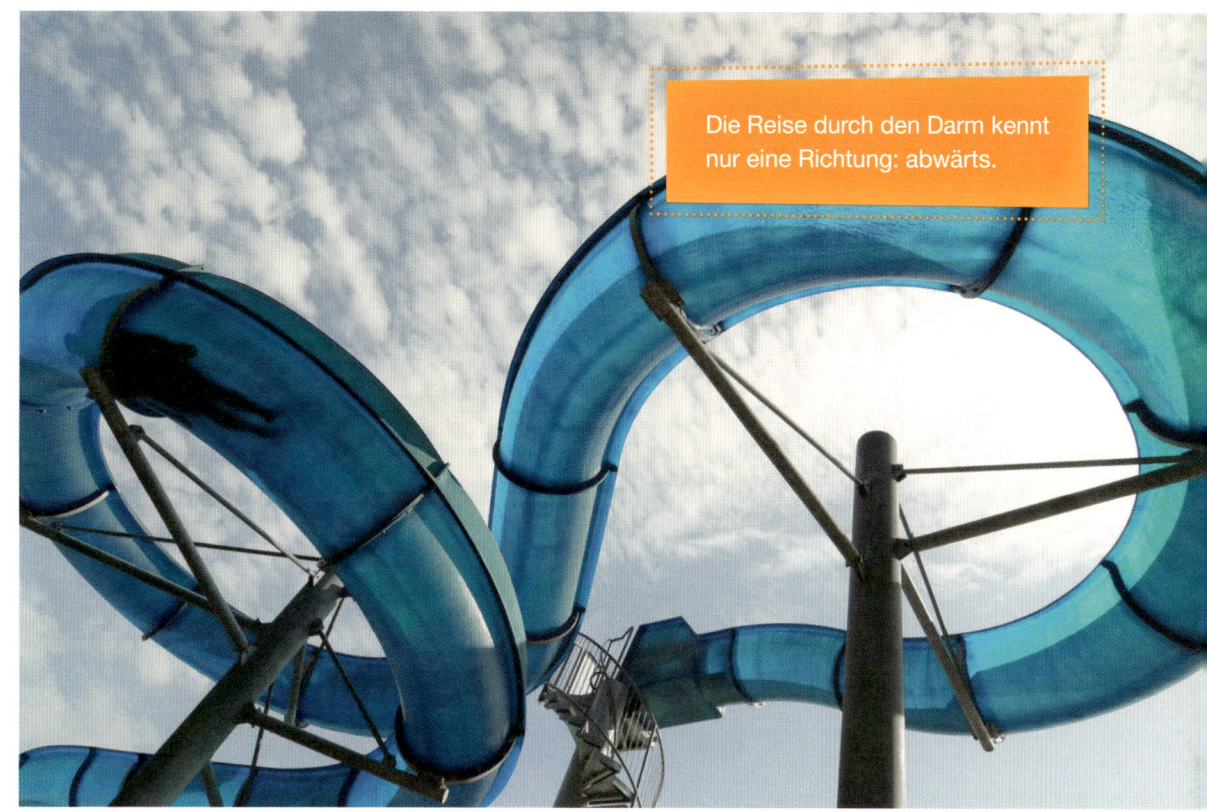

Die Reise durch den Darm kennt nur eine Richtung: abwärts.

DIE REISE VON OBEN NACH UNTEN

Darm: ein schlichtes Wort für ein kompliziertes Organ. Und tatsächlich, die Anfänge des Darmorgans waren schlicht, um nicht zu sagen primitiv. Alles begann mit einer Zelle, mit einzelligen Tieren – Bakterien eben –, die sich Jahrmillionen später zu komplexen vielzelligen Lebewesen entwickelten. Möglicherweise hat sich unser Darmvorfahr, ein aus wenigen hundert Zellen bestehendes Urtier, von Algen ernährt und dabei auch Bakterien geschluckt und verdaut. Manchen Bakterien gelang es, sich in den Urdarmtieren festzusetzen. Das hatte Vorteile für beide: Die Bakterien hatten immer zu futtern und der Wirtsorganismus profitierte von mehr Energie durch die Verdauungsarbeit der Mitbewohner. Die erfolgreichsten Darmbakterien verdauten unverdauliche Stoffe und durften deshalb im Urtier bleiben.

Im Lauf der Zeit gesellten sich mehr Bakterien und Einzeller, Pilze und Viren hinzu. Die Urtiere hatten sich mittlerweile durch Einstülpung ihrer Hülle eine Fressöffnung und Verdauungshöhle geschaffen. Mehr Nahrung, mehr Verdauung und mehr Energie (zusammen mit den zahlreichen Mitbewohnern) führten dazu, dass sich in den Urtieren allmählich ein Darmrohr mit einer Öffnung gebildet hatte. Je größer die Tiere wurden, desto mehr ergab sich die Notwendigkeit einer zweiten Öffnung. Beim menschlichen Embryo kann man beobachten, wie sich aus einer Einstülpung ein komplettes Darmrohr bildet: mit einer Öffnung oben, dem Mund, und einer Öffnung unten, dem After (Anus). Dies war einer der entscheidenden Schritte für die Evolution komplex aufgebauter Säugetiere.

Das primitive Darmrohr entwickelte sich in der Folge weiter. Ein Mund mit Zähnen, ein Schlund, Magen, Gedärme und ein Anus entstanden. Jedes Teilsystem des Verdauungsorgans spezialisierte sich mit der Zeit auf bestimmte Aufgaben, an denen jeweils auch bestimmte Mikroben mitwirkten. Die Mitbewohner im Darm tauschten sich sowohl biochemisch mit ihrem Wirtsorganismus aus als auch mit anderen Bewohnern der Darm-WG. Und gemeinsam konnte man Großartiges erreichen: vom Dinosaurier bis zum Menschen. In jedem Fall nutzte das Immunsystem Millionen Jahre der Evolution, um zu lernen, wer Freund und Feind, was Nahrung und was Gift ist. Davon profitieren wir noch heute.

Der Darm oder Verdauungstrakt ist im Prinzip ein Rohr, das mitten durch uns hindurchgeht. Wir sind alle hohl, von oben bis unten – könnte man sagen. Es ist eine ununterbrochene, nach innen verlagerte zylindrische Außenfläche, die sich am Mund und am Anus nach außen stülpt. Wie die Haut ist auch die gesamte Fläche des Darmrohrs dicht mit Mikroben besetzt. Sie verhindern, dass unerwünschte oder schädliche Eindringlinge die Darmbarriere überwinden und Krankheiten verursachen. Das Darmrohr selbst ist aus zahlreichen hochspezialisierten Funktionseinheiten zusammengesetzt. Der Mund, die Speiseröhre, Magen, Dünn- und Dickdarm erfüllen Aufgaben, die für die Bakterien in uns und für das Überleben des Gesamtorganismus sehr nützlich sind. Sie sorgen dafür, dass die Nahrung bestmöglich verwertet wird und nichts unnötig verloren geht. Bis heute produzieren Bakterien aus unverdaulichen Pflanzenfasern kurzkettige Fettsäuren, die etwa zehn Prozent unseres Energiebedarfs abdecken. Verdauung (Digestion) und Nährstoffaufnahme (Absorption) sind die Ziele. Darüber hinaus ist unser Darm auch ein Organ, das ein Eigenleben führt. Es hat, wie schon erwähnt, ein eigenes Nervensystem und es beeinflusst maßgebliche Immunfunktionen. Ein echtes Wunderorgan!

AUGEN UND NASE: OH WIE APPETITLICH!

Das Auge isst mit! Ja, mit den Augen und der Nase wächst der Appetit, wenn wir leckere Speisen sehen und Bratenduft wittern. Da das zentrale Nervensystem mit dem Bauchhirn gut vernetzt ist, kommt es, wie es kommen muss: Die Tortenkollektion in der Auslage der Konditorei wird über das Auge an das Gehirn gemeldet, als unwiderstehliche Leckerei identifiziert und umgehend nach unten gemeldet. Die Folge: Das „Wasser" läuft im Mund zusammen, der Magen beginnt schon mal Säure zu produzieren – Schwarzwälder Kirsch im Anmarsch? Vanille? Alkohol? Döner?

Auch die Nase redet ein gewichtiges Wörtchen mit. In der Nase befindet sich das Sinnesorgan für Geruchswahrnehmung. Die Riechfläche in der Schleimhaut der oberen Nasenhöhle ist nur wenige Quadratzentimeter groß. Die Geruchsaufnehmer sind direkt mit dem Gehirn verbundene spezielle Nervenzellen. Winzige Riechkolben reagieren auf den Tortenduft und leiten die Signale zum Großhirn weiter. Hier entsteht dann eine ganz bestimmte Geruchsempfindung.

Die Riechkolbenzellen haben am oberen Ende Härchen, die mit einem Schleimfilm bedeckt sind. Diese Geruchsaufnehmer lösen Signale aus, wenn sie in der Atemluft Duftstoffe entdecken. Je nachdem, wie diese Stoffe gemischt sind, riechen Sie einen anderen Duft: blumig, fruchtig, würzig, beißend, modrig oder faulig.

Die Nase nimmt etwa 10 000 verschiedene Gerüche wahr. Bestimmte Düfte erkennt der Geruchssinn auch dann, wenn sie in unvorstellbar geringer Menge vorhanden sind: zum Beispiel ein Tausendstel Gramm Vanille in 1000 Kubikmetern Luft! Andere Duftstoffe erkennt die Nase noch bei hundertmillionenfacher Verdünnung, wenn ausreichend viele Duftteilchen in der Luft schweben.

Aha, Kirschen und Sahne – ohne Alkohol. Vielleicht doch lieber Sachertorte? Egal, die Reise der Nahrungsmittel kann beginnen.

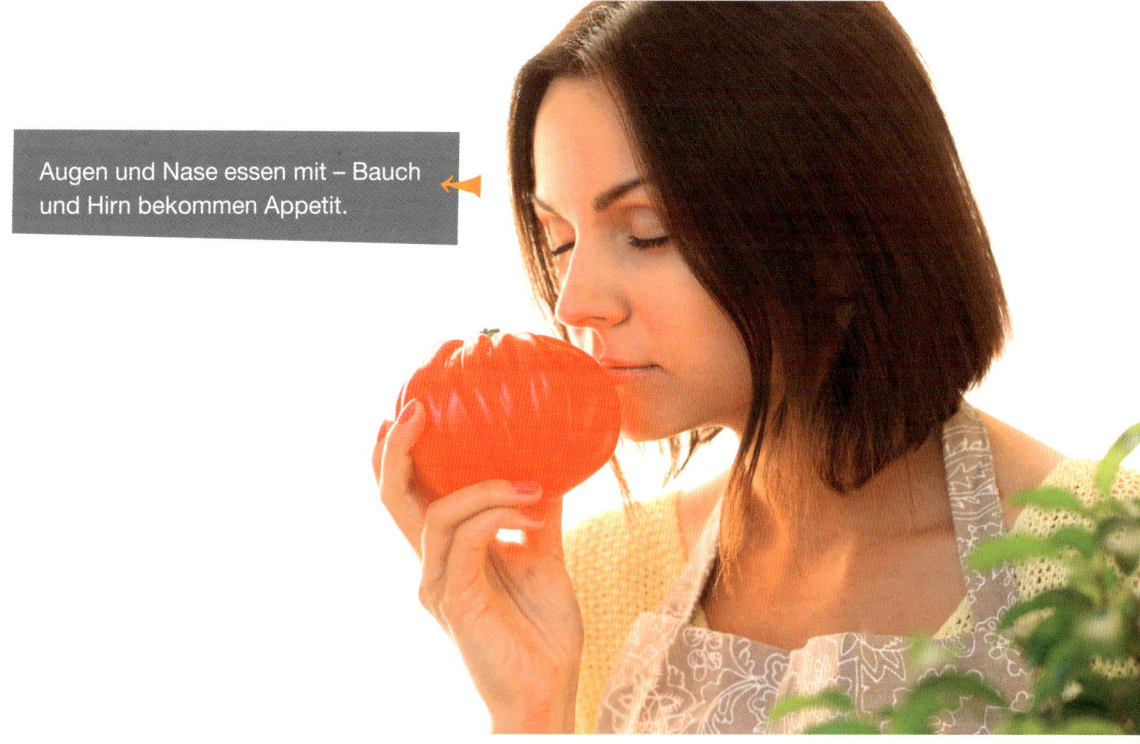

Augen und Nase essen mit – Bauch und Hirn bekommen Appetit.

MUND: HEREINSPAZIERT!

Der Mund ist die erste Station, wo Nahrung verarbeitet wird: beißen, kauen, einspeicheln und schlucken. Obwohl Zähne auch aus Knochensubstanz bestehen, zählt man sie zum Verdauungsapparat. Sie brauchen Ihre Zähne, um das Essen so lange zu kauen, bis es zum Speisebrei wird. Verflüssigter Speisebrei lässt sich leichter schlucken. Speichel enthält auch Stoffe (Enzyme), die die Verwertung der Nahrung beschleunigen. Das Essen ist dann besser verdaulich. Ein Zahn ist kein toter Stoff, sondern lebendes Gewebe. Er wird von Blutadern und Nerven versorgt. Das spürt man, wenn Zahnschmerzen auftreten. Die Zahnkrone besteht aus Zahnschmelz – das härteste Material, das der menschliche Körper produziert. Mit maximal 80 Kilogramm Druck auf dem Backenzahn können Sie auch Knochen knacken. Auf der Zunge befinden sich die Sensoren, die für Geschmack zuständig sind. Die Zunge ist ein sehr vielseitiger Körperteil: Sie hilft beim Sprechen, beim Schlucken und beim Schmecken.

Die Reise von oben nach unten

Wenn das Essen im Mund zerkleinert und mit Speichel vermischt ist, kann die Zunge verschiedene Geschmacksrichtungen wahrnehmen. Auf der Zungenoberfläche sind etwa 10 000 Geschmacksknospen verteilt. Sie sitzen auf kleinen Erhebungen (Papillen), die oben eine kleine Öffnung haben. Dort sind büschelförmig Geschmacksstiftchen angeordnet, deren Geschmacksaufnehmer (Rezeptoren) auf bestimmte Stoffe im Essen reagieren. Signale mit Geschmackssensoren gelangen über drei verschiedene Nerven zum Gehirn. Sie werden dort zu Empfindungen wie süß, salzig oder sauer verarbeitet. Zusammen mit der Vorstellung der Tortenkollektion ist das ein wahrhaft appetitliches Erfahrungserlebnis.

Der Geschmackssinn ist eng mit dem Tast- und Temperatursinn sowie dem Geruchssinn vernetzt. So kommt es, dass Sie nicht richtig schmecken können, wenn Sie Schnupfen haben. Oft täuschen wir uns, wenn wir etwas zu schmecken glauben – eigentlich haben wir den Braten schon längst gerochen.

Auch im Mund leben Bakterien. Zahnärzte wissen das, wenn sie die durch Kariesbakterien verursachten Löcher flicken. Die Bakterien selbst sind harmlos, aber nicht die Säure, die sie produzieren. Zur Mundflora gehören auch Streptokokken – sie sind dort harmlos, nützlich und sehr häufig anzutreffen. Es könnte sein, dass mehr als 500 Bakterienspezies im Mund leben.

Ist alles gut durchgekaut, wird der Speisebrei ans Gaumendach geschoben. Gut durchgemischt wartet er darauf, dass es weiter abwärts geht. Da der Mund auch zum Sprechen und Atmen benutzt wird, gibt es einen Mechanismus, der dafür sorgt, dass Nahrung nicht in die falsche (Luft)Röhre verabschiedet wird. Deshalb verschließen das Gaumensegel und der obere Schlundschnürer die Nasenausgänge. Ab jetzt herrscht Sprechverbot. Der Kehldeckel hebt sich, die Mundbasis senkt sich und der Nahrungsbrei verschwindet mit ein bisschen Druck im Schlund. Auf Wiedersehen!

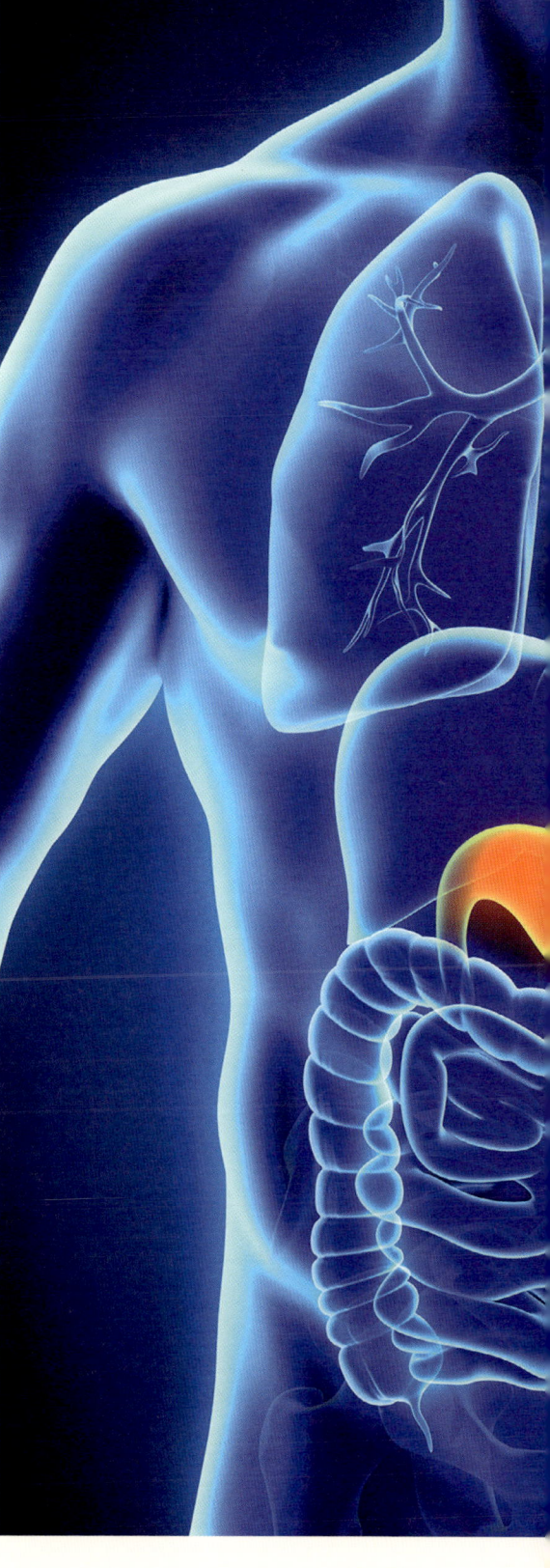

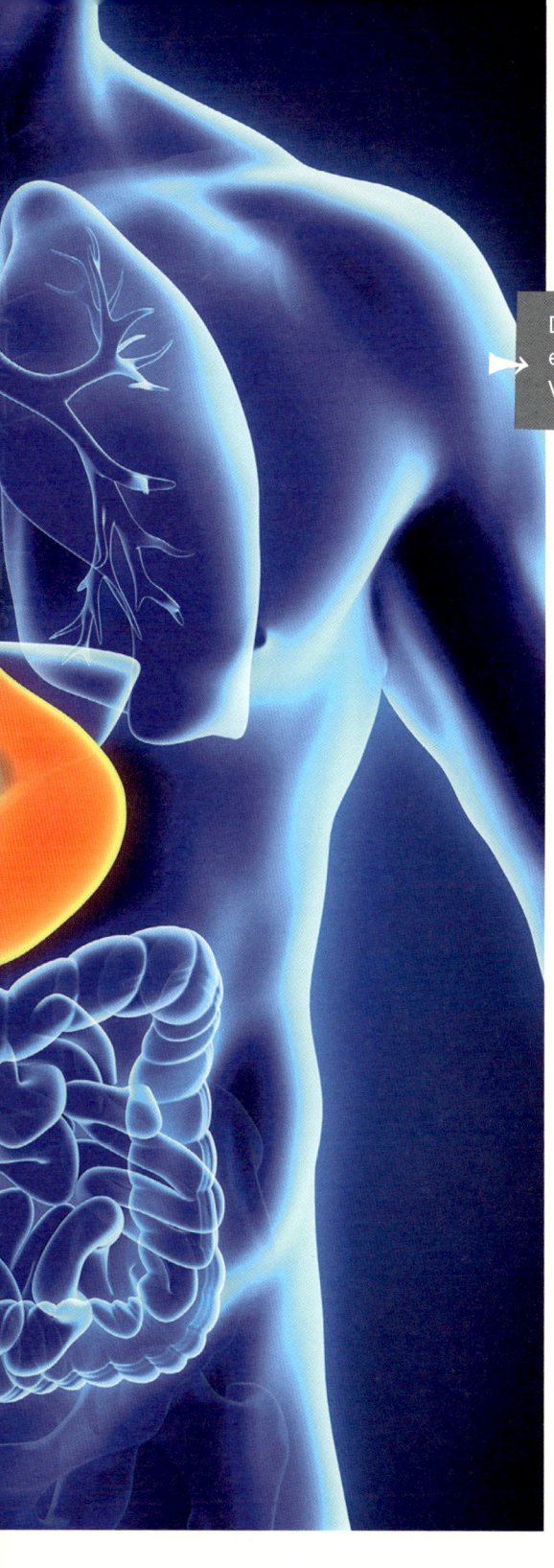

Die Speiseröhre und der Magen sind die ersten Stationen auf der Reise durch den Verdauungstrakt.

SPEISERÖHRE: EXKLUSIV ABWÄRTS

Das Geschehen zwischen Mund und Magen erscheint unspektakulär. Kommt es aber zu Funktionsstörungen, kann es gefährlich werden, denn wovon sollten wir dann leben? Der Speisebrei aus dem Mund wird wellenförmig strikt in eine Richtung befördert, via Magen. Dieser automatische Vorgang funktioniert sogar im Kopfstand. Propulsive Peristaltik nennt das die Medizin. Fünf bis zehn Sekunden dauert das Ganze. Das erste Drittel der Speiseröhre ist mit einer kräftigen Muskulatur ausgestattet. Weiter unten geht sie in glatte Muskulatur über und ist damit der bewussten Wahrnehmung entzogen. Am unteren Ende befindet sich ein Schließmuskel, der acht Sekunden lang offen bleibt, damit der Nahrungsbrei in den Magen gelangen kann. Der Schluckvorgang ist hochkomplex. Mehr als 20 Muskelpaare, periphere Nerven sowie das willkürliche und autonome Nervensystem müssen konzentriert und koordiniert agieren, damit das Schlucken klappt. Schon Babys im Bauch der Mutter üben das Schlucken von Fruchtwasser. Der erwachsene Mensch schluckt 600 bis 2000 Mal täglich. Im Alter können die Schluckmuskeln nachlässiger arbeiten und man verschluckt sich häufiger.

MAGEN: RICHTIG SAUER

Der Magen, ein muskulöses Hohlorgan, ist die zweite Station der Verdauung. Er liegt unter dem Zwerchfell im Oberbauch über dem Nabel. Leer ist er nur faustgroß, kann sich aber 20-fach ausdehnen und beim Erwachsenen bis zu zwei Liter Nahrung aufnehmen. Die leicht schiefe Form des Magens hat den Vorteil, dass Flüssigkeiten schnurstracks bis zum Magenausgang fließen und größere, feste Teilchen im größeren Magenteil richtig durchgeknetet werden können. Alle 20 Sekunden wird der Speisebrei mit dem Magensaft durchmischt. Je nachdem, wie gut verdaulich die Nahrung ist, speichert der Magen den Speisebrei unterschiedlich lange. Flüssigkeiten durchlaufen den Magen in 1 bis 2 Stunden. Meistens bleibt die Nahrung 3 bis 4 Stunden im Magen. Ein Steak braucht dagegen bis zu 8 Stunden, bis es seine Reise durch den Darm fortsetzen kann. Kohlenhydrate in Reis und Nudeln verlassen den Magen deutlich schneller. Das Dessert nach dem Steak sorgt dafür, dass der Blutzucker ansteigt – man will ja nicht Stunden auf die Fleischverdauung warten.

Nahrungsteile werden im Magen ordentlich durcheinandergewirbelt. Das sind die berühmten Geräusche, wenn es im Bauch gurgelt. Magenbewegungen „erschüttern" den gesamten Verdauungstrakt und er gerät in Bewegung. Das kann auch den Abgang nach ganz unten beschleunigen. Die Magenmechanik ist etwa zwei Stunden damit beschäftigt eine Portion Nahrungsbrei oder Fleischbissen zu zerkleinern – so lange, bis die meisten Teilchen nur noch 0,2 Millimeter groß sind. Medizinisch heißt dies Retropulsion. Die Nahrungspartikel sind dann klein genug, dass sie am Ende des Magens durch eine Öffnung eine Etage tiefer weitergereicht werden können.

Der Magenausgang wird vom Pförtnermuskel kontrolliert. Ab und zu öffnet er sich und eine Portion Speisebrei fließt in den hufeisenförmigen, 25 cm langen Zwölffingerdarm – der erste Dünndarmabschnitt. Hier kommen Verdauungssäfte aus Bauchspeicheldrüse und Galle dazu.

Im Magen beginnt die Verdauung. Zu diesem Zweck produziert er Verdauungsenzyme und Säure. Pepsin ist das wichtigste Magenenzym. Es kann Eiweiß in kleinere Komponenten aufspalten, die Peptide. Pepsin braucht eine saure Umgebung, um arbeiten zu können. Dafür sorgt die im Magen hergestellte Salzsäure. Sie ist so stark, dass sie ein Loch in Ihr Hemd brennen könnte, und vernichtet auch Keime, die mit der Nahrung geschluckt wurden. Die Magenzellen produzieren nicht nur Pepsin und Salzsäure, sondern auch ein basisches Gel, das sie vor der Selbstverdauung schützt. Es neutralisiert das Enzym und die Salzsäure. Ein weiterer Sicherheitsmechanismus besteht darin, dass zunächst nur ein unwirksamer Vorläufer des Verdauungsenzyms, das Pepsinogen, gebildet wird. Positives Feedback (Nahrung im Magen!) aktiviert dann das Pepsin.

Dieselben säureproduzierenden Magenzellen stellen auch den lebenswichtigen *intrinsic factor* her. Gelangen Vitamin-B12-haltige Nahrungsmittel in den Magen, verbindet sich hier dieser Faktor mit dem Vitamin B12 zu einem Komplex, der dann später im Dünndarm leicht absorbiert werden kann. Vitamin B12 ist für Nervenzellen und die Blutbildung von größter Bedeutung und darf keinesfalls fehlen.

Die Magenaktivität wird vom zentralen Nervensystem via Vagusnerv und vom Darmhirn gesteuert. Der Magen und der Pylorussphinkter am Magenausgang sind die letzten Stationen, die noch von ganz oben beeinflusst werden. Weiter unten übernimmt das Darmhirn komplett das Kommando. Erst wenn man dringend den Darm entleeren muss, tritt das Großhirn wieder auf den Plan.

Der Magen ist aber mehr als ein Verdauungsorgan. Besonders wichtig ist seine Speicherfunktion – wir essen ja mitunter ziemlich voluminöse

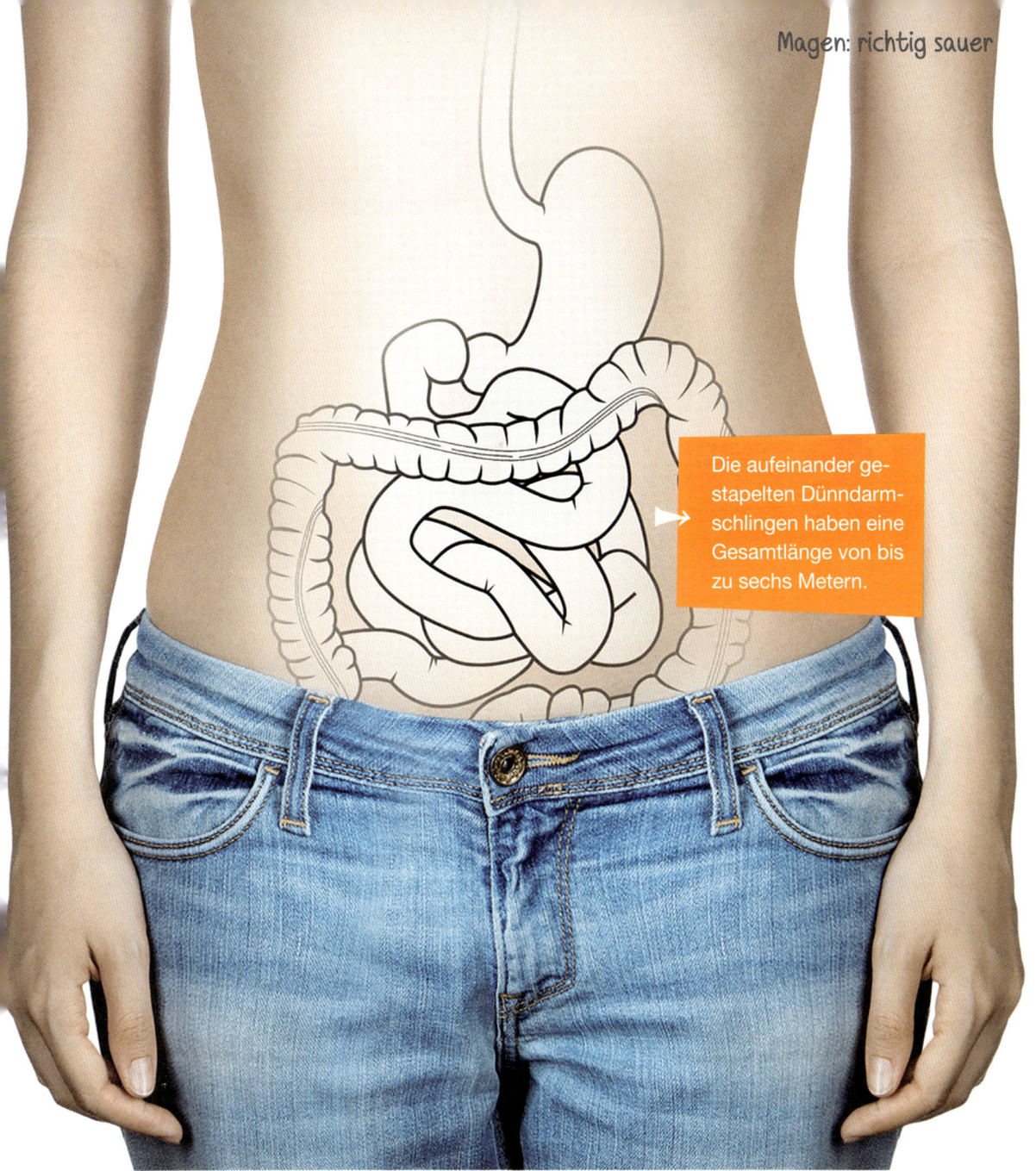

Die aufeinander ge-stapelten Dünndarm-schlingen haben eine Gesamtlänge von bis zu sechs Metern.

Mahlzeiten, sogar dreimal täglich. Mit zuneh-mender Magenfüllung erhöht sich aber nicht der Druck. Der Magen vergrößert sich schlicht. Bis vor kurzem hätte niemand gedacht, dass es Mikroben geben könnte, die es in einer solch unwirtlichen Umgebung wie dem Ma-gen aushalten. Wider Erwarten gelang es aber der Wissenschaft, einen Dauergast im Magen auszumachen: *Helicobacter pylori*. Der Keim genießt allerdings keinen besonders guten Ruf, da er Magengeschwüre mitverursacht. Mehr dazu später.

DÜNNDARM: FEINTUNING

Der Magen füttert den ersten Abschnitt des Dünndarms, den Zwölffingerdarm (Duodenum) – immer
dann, wenn gemeldet wird, dass die Nahrungsteil-
chen klein genug sind. Feind Nummer eins im
Dünndarm ist Magensäure. Die neutralisierenden,
alkalischen Säfte kommen aus der Bauchspeicheldrüse. Ein pH-Sensor sorgt dafür, dass der
Säuregrad im Duodenum immer ausbalanciert
bleibt. Außerdem werden hier auch nach Bedarf
Verdauungsenzyme und Galle für die Fettverdauung
angeliefert – Waschmittel und Spüli sozusagen.
Wenn der Nahrungsklops säuremäßig im grünen
Bereich ist, kann die Reise weitergehen.
Im Duodenum hat man pro Milliliter Darminhalt
etwa 1000 Kleinstlebewesen gezählt. Da der
Darminhalt hier noch sehr flüssig ist und ordentlich herumgewirbelt wird, können sich die Mikroben nur schwer halten. Viele von ihnen werden
aber in Richtung Dünndarm mitgerissen – ein
kleiner Beitrag zur Balance unserer Darmflora.
Der Dünndarm selbst ist eine saubere und ver-
schlungene Sache. Die Dünndarmschlingen sind
locker im Bauch aufeinandergestapelt und bringen
es auf eine Länge von drei bis sechs Metern. Die
innere Dünndarmwelt ist alles andere als schmut-
zig: samtglänzende, nasse und rosige Schleimhaut. Schaut man genauer hin, entdeckt man hier
dreifach gefaltete Strukturen. Die erste Schleim-
hautschicht hat relativ große Falten. Auf jeder hier
geformten Zotte sitzen wiederum 30 winzige Zotten.
Und auf jeder winzigen Zotte zeigen sich bei starker
Vergrößerung am Ende Darmzellen, die wiederum
zottig aussehen (Mikrovilli). Zotten, Zotten, Zotten.
Würde man alle Falten glatt streichen, ergäbe sich
eine Länge von sieben Kilometern und eine Oberflä-
che von der Größe zweier Tennisplätze.
Wozu dieser Aufwand? Stichwort: Absorption. Ist
Nahrungseiweiß im Magen zu „Rührei" weichge-
kocht, sind die Proteinpartikel klein genug für die
Absorption im Dünndarm. Und die „Birne Helene"
hat sich hier bereits in eine Nährlösung verwandelt,
aus der sich leicht Nährstoffe extrahieren lassen.

Jede Dünndarmzotte besitzt ein Blutgefäß, das
Nährstoffe aufnimmt. Nährstoffreiches Blut
sammelt sich in größeren Gefäßen, die zur Leber
führen. Dort wird nach Gift- und Schadstof-
fen gefahndet, die dann neutralisiert werden.
Außerdem speichert die Leber überschüssige
Energiestoffe – zum Beispiel Zucker. Schließlich
gelangt dieses Blut mit dem Prüfsiegel der Leber
im großen Kreislauf zum Herzen und der gesamte Körper wird mit frischer Energie versorgt. Wird
diese Energie von Körperzellen verbraucht, fallen
Wärme und ein wenig Wasser an – das hält unter
anderem die Körpertemperatur konstant bei 36
bis 37 Grad Celsius. Insgesamt ein vorbildliches
und hocheffizientes Energiemanagement.
Die Motorik des Dünndarms kennt nur eine
Richtung: Es geht voran. Treibende Kraft ist
der sogenannte peristaltische Reflex. Vor allem

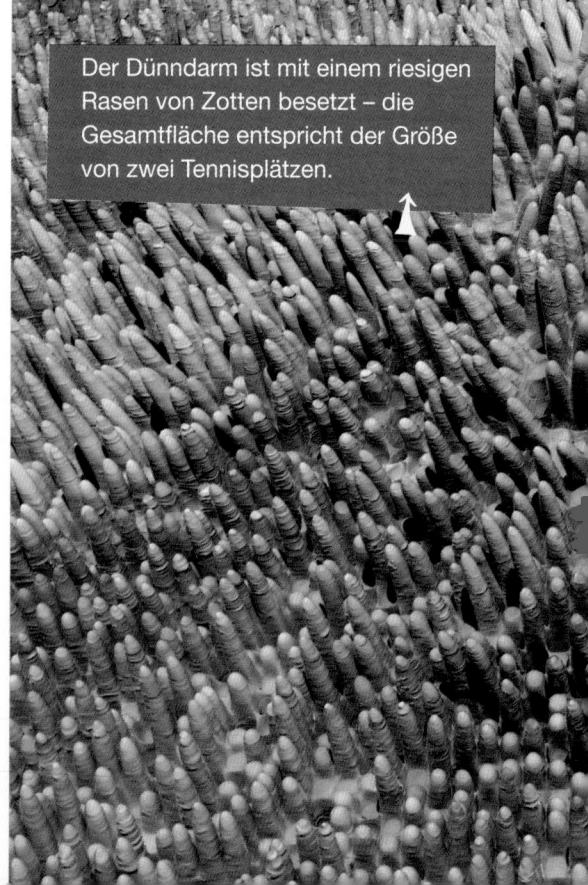

Der Dünndarm ist mit einem riesigen
Rasen von Zotten besetzt – die
Gesamtfläche entspricht der Größe
von zwei Tennisplätzen.

unverdauliche Ballaststoffe stimulieren den Dünndarm zur Bewegung. Einzige Ausnahme: Stoffe, die der Dünndarm „zum Kotzen" findet, wandern umgehend zurück und werden mitunter erbrochen. Gut so.

In der Dünndarmküche ist viel los. Da bleiben so manche Reste übrig. Zeit aufzuräumen! Dafür nimmt sich die „Putztruppe" etwa zwei Stunden Zeit nach dem großen Fressen und der großen Verdauung. Diese Putztruppe wird in der Medizin als „wandernder motorischer Komplex" bezeichnet. Der Magenpförtner öffnet sich und schiebt die Reste dem Dünndarm zu. In einer großen Wellenbewegung wandert die „Kehrschaufel" durch das Darmrohr, wenn Magen und Dünndarm leer sind. Bei dem berühmten Steak dauert es besonders lange, bis aufgeräumt ist: sechs Stunden im Magen und fünf Stunden im Dünndarm. Je nachdem,

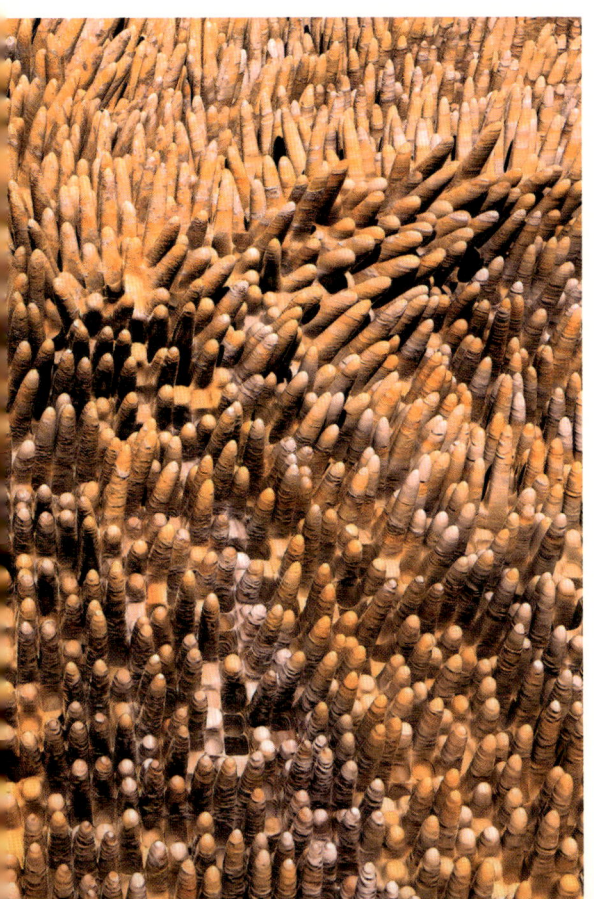

wie viel Luft in Magen und Dünndarm ist, hört man es dann im Gedärm rumoren.

Der Dünndarm ist der Hauptschauplatz der Verdauung. Maximale Absorptionsfläche trifft minimale Nahrungspartikel.

- Zuckerverdauung: Zuckermoleküle werden komplex verkettet und sind dann die berühmten Kohlenhydrate aus Pasta, Reis und Weißbrot. Haushaltszucker wird fast direkt in das Blut aufgenommen, da er schon minimalisiert im Dünndarm ankommt. Weißbrot wird von Enzymen schnell, Vollkornbrot langsamer verdaut – dann schießt das Zuckerhormon Insulin im Blut nicht so schnell hoch wie bei schnellen Kohlenhydraten aus der Pasta. Wir leben heute inmitten einer Zuckersintflut: Überschüssiger Zucker wird in der Leber gespeichert und macht prinzipiell dick. Das ist ein Teil unseres Steinzeiterbes – eine Überlebensstrategie, um Hungerphasen durchzustehen.

- Fettverdauung: Ein besonders kompliziertes Kapitel ist die Fettabsorption im Dünndarm: Fett wird verdaut, resynthetisiert, abgesondert und schließlich via Lymphe entsorgt. Da Fett Wasser abstößt, werden die Fetttröpfchen (Triglyceride) mit Eiweißhüllen versehen (Chylomikronen), aus dem Bindegewebe der Darmzotten über Lymphgefäße entfernt und zur Leber geschickt. Gesättigte Fette und Transfettsäuren aus Fritten & Co. drehen aber erst einige Runden im Blutkreislauf, bis sie restlos von der Leber eliminiert sind. Da bleibt dann möglicherweise Fett an den Gefäßwänden hängen – ungut für Herz und Kreislauf. Ungesättigtes Fett wie in nativem Olivenöl wirkt hingegen wie Balsam, schützt vor Arteriosklerose, Zellstress und anderen krankhaften Zuständen. Außerdem freuen sich unsere Darmbakterien über solch schmackhaftes Futter. Edle pflanzliche Öle sind antioxidative Alleskönner und wirken entzündungshemmend. Tierische Fette verstärken eher die Entzündungstendenz.

- Eiweißverdauung: Enzyme zerlegen im Dünndarm Proteine in lauter kleine Bausteine, die Aminosäuren. Der Mensch braucht 20 verschiedene Aminosäuren: für das Erbgut (DNA), um Zellen herstellen und Organe bauen zu können. Wer sich fleischlos ernährt, dem fehlen mitunter einige essenzielle Aminosäuren. Vegetarier und Veganer können aber verschiedene Eiweißquellen so kombinieren, dass es nicht zu Mangelerscheinungen kommt. Mit Hülsenfrüchten, Ei und Käse plus Vollkorn kommt man schon sehr weit. Pflanzen mit allen wichtigen Aminosäuren sind Soja, Quinoa, Amaranth, Spirulina-Algen, Buchweizen und Chia-Samen – und Tofu ist mittlerweile zum veritablen Fleischersatz geworden. Eiweißverdauung ist energieintensiv und erzeugt viel Wärme. Kalorien werden „verbrannt" und tauchen nicht mehr in der Energiebilanz auf. Wer abnehmen will, profitiert von hochwertigem Eiweiß.

Je weiter es im Dünndarm abwärts geht, vom Leerdarm (Jejunum) zum Krummdarm (Ileum), desto mehr nimmt die Dichte der mikrobiellen Mitbewohner zu: Bis zu 100 Millionen pro Milliliter sollen es sein. Und es herrschen paradiesische Zustände mit reichlich Nahrung und wenig Konkurrenz. Bakterien zerlegen das, was die Enzyme nicht knacken können, und liefern im Gegenzug nützliche Stoffe wie Vitamin B12.

IM FOYER: BLINDDARM

Das untere Ende des Dünndarms (Ileum) stöpselt sich in ein sackförmiges Stück Darm, den Blinddarm, ein. Zwischengeschaltet ist eine Ventilklappe (Ileozökalklappe, Bauhin-Klappe), die ein Zurückfließen verhindert, sobald Nahrungsreste diese Klappe passiert haben. Somit bleibt der Dünndarm steril, während es auf der anderen Seite der Klappe von Bakterien nur so wimmelt. Der vielfach unbeachtete erste Teil des Dickdarms ist aber keineswegs unnötig, wie viele glauben. Er erfüllt wichtige Abwehraufgaben und ist mit reichlich Lymphgewebe ausgestattet. Die gute Nachricht: Krankheiten des Blinddarms sind beim Menschen unbekannt. Probleme macht eher das unscheinbare Anhängsel des Wurmfortsatzes (Appendix).

FLUCHTPUNKT WURMFORTSATZ

Der Wurmfortsatz oder „Blinddarm" gilt als überflüssiges Überbleibsel der Evolution. Wie die Rachenmandeln gehört das kleine Organ zu den Immungeweben. Über die Funktion des Wurmfortsatzes gibt es verschiedene Ansichten. Hier sitzt eine besonders gut geschulte Überwachungseinheit des Immunsystems, die sich mit den Kennzeichen vorbeikommender Keime befasst. Handelt es sich um potenzielle Übeltäter, werden sie geschnappt. Das heißt, der Wurmfortsatz neigt zu schweren Entzündungen, wenn der Keimknast überfüllt ist. Schwillt der Appendix an, wird es gefährlich und er muss raus. In Deutschland kommt das etwa 100 000 Mal im Jahr vor („Blinddarmentzündung").

Andererseits befindet sich wohl eine auserwählte Schar hilfreicher und nützlicher Bakterien im Wurmfortsatz, die bösartige Artverwandte attackieren können. Droht gar ein Durchfall-Tsunami im Darm, ist der Wurmfortsatz das ideale Refugium, um sich in Sicherheit zu bringen. Hat sich die Lage wieder beruhigt, können sich die nützlichen Mitbewohner auf der leergefegten Schleimhaut im Dickdarm wieder ansiedeln.

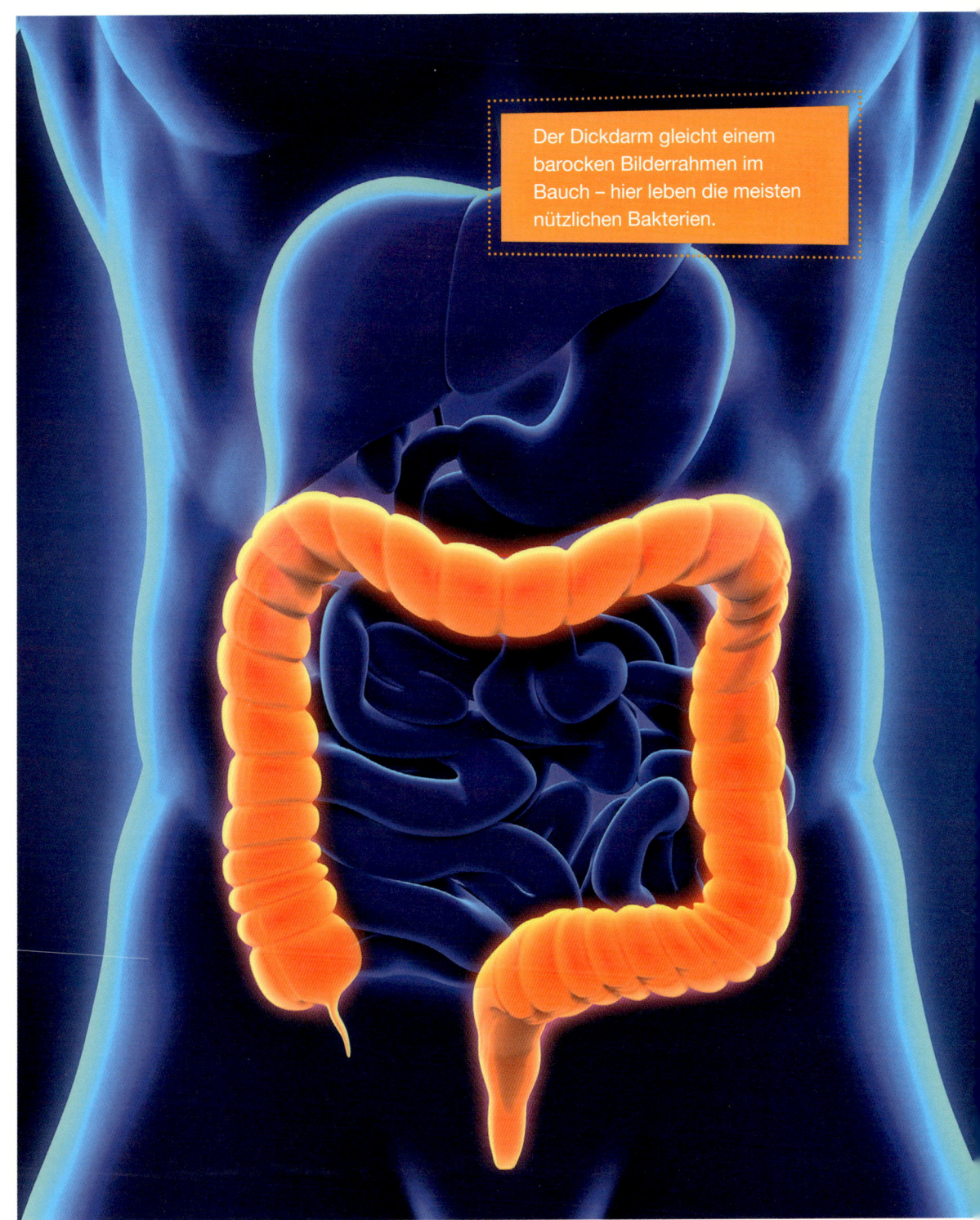

Der Dickdarm gleicht einem barocken Bilderrahmen im Bauch – hier leben die meisten nützlichen Bakterien.

RESTEVERWERTUNG UND RECYCLING

Der Dickdarm ist die Bühne für das Finale der Reise durch den Verdauungstrakt. Im Röntgenbild sieht er wie ein barocker Bilderrahmen aus. Er besteht aus dem kurzen Blinddarm, einem aufsteigenden Teil (Grimmdarm), einem quer verlaufenden Teil (Quercolon), einem absteigenden Teil (Colon descendens), einem S-förmig gekrümmten Teil (Sigmoid) und der Endstrecke des Enddarms (Mastdarm plus Analkanal). Wahrscheinlich entwickelten Landtiere den Dickdarm, um Wasser im Körper zu halten. Verdunstung an der frischen Luft beschwört die Gefahr der Austrocknung herauf. Demnach ist Schutz vor Wasserverlust lebensnotwendig. Im Dickdarm kommen Nahrungsbestandteile nämlich in flüssiger Form an. Der gesamte Verdauungsprozess im Dünndarm vollzieht sich in flüssiger Lösung. Täglich rauschen etwa neun Liter Wasser durch den Dünndarm – davon bleiben am Ende im Stuhl nur noch etwa 100 Milliliter übrig.

Mit Verdauung hat der Dickdarm nur noch wenig zu tun, mit der Reabsorption von Wasser ist er aber voll beschäftigt. Zu diesem Zweck werden Salze in das Darmlumen (also das Darminnere) gepumpt. Wasser folgt dann passiv der Bewegung der Salze zurück in den Körper, und es bildet sich ein zunehmend fester Stuhl. Um die voluminösen Stuhlmassen weiterzubefördern, ist der Dickdarm mit kräftigen Muskeln ausgestattet. Schleim produzierende Zellen sorgen dafür, dass es einigermaßen reibungslos vorwärts geht – in der Regel in Slow-Motion. Der Dickdarm ist das Eldorado der Mikroben. Ein Großteil des Stuhls besteht aus Bakterien, die ausgeschieden werden. Viele davon sind freundliche Mitbewohner, andere können explizit feindlich agieren. Solange das Immunsystem stark genug ist, haben diese Keime keine Chance, Schaden anzurichten. Anders sieht es bei Darminfektionen aus, vor allem wenn sie antibiotikaresistent sind. Dann zeigen die Bösewichte ihr wahres Gesicht. Der bekannteste und häufigste Dickdarmbewohner heißt *Escherichia coli* (*E. coli*). Unter normalen Umständen ist der Keim harmlos – da jeder gesunde Mensch den Keim mit sich herumträgt, kann er gar nicht von Natur aus „böse" sein. Es gibt viele verschiedene *E. coli*-Spezies. Einige sind sehr nützlich, andere sondern gefährliche Gifte ab (z. B. 0157-H7).

Weitere unzählige Bakterienkollegen bevölkern den Dickdarm. Manche stellen etwa Vitamin K her. Insgesamt bewegt sich im Dickdarm eine wilde Mischung von fermentierenden Keimen, Dung und Schleim. Ein Grund dafür, dass es hier nicht zu schweren Zwischenfällen kommt, ist der permanente Wettbewerb der Mikroben untereinander, der schädliche Keime normalerweise unter Kontrolle hält. Deshalb sind Antibiotika so gefährlich: Sie töten wahllos Freund und Feind. Wenn man Pech hat, überleben schädliche Bakterien und werden resistent. Sie können dann eine Darmentzündung verursachen und sogar in den Körper eindringen. Gefürchtet sind vor allem antibiotikaresistente Stämme von *Clostridium difficile*, die die Darmbarriere überwinden und lebensbedrohlichen Durchfall auslösen können. Da man diesen sporen- und toxinbildenden Keim kaum mehr loswird, hilft in vielen Fällen nur die Auswechslung der gesamten Darmbesatzung (Stuhltransplantation).

Drei bis vier Mal pro Tag kommt mehr Bewegung in den eingedickten Nahrungsbrei. Manch einer geht drei bis vier Mal täglich aufs Klo, ein Anderer nur ein Mal, wieder andere drei Mal pro Woche.

Jeder Mensch ist einzigartig, jeder Darm auch. Es vergeht durchschnittlich ein Tag – manchmal schneller, manchmal langsamer –, bis aus der Kirschtorte ein braunes Stück Kot geworden ist. Machen Sie sich keine Sorgen über Ihren Stuhlgang. Häufiger oder seltener – egal, Hauptsache, die Konsistenz stimmt.

DARMAUSGANG: ALLES MUSS RAUS

Gesunder Stuhl enthält neben Pflanzenfasern und anderen unverdaulichen Stoffen Bakterien, Schleim, Galle und Pigmente, einen minimalen Anteil Fett, und sollte frei von Blut und Eiern von Parasiten sein. Hat der Stuhl den Enddarm erreicht, kommt es zum „Weckruf zum Klo". Der ist allerdings in der Regel nicht dringend. Der Enddarm kann den Stuhl gut und gerne auch länger zurückhalten. Man sollte den Drang zum Stuhl aber nicht ignorieren. In unserer Kindheit lernen wir, den Darm im passenden Moment zu entleeren.

Der Darmausgang selbst hat zwei Schließmuskeln. Der erste ist der innere Analsphinkter. Er besteht aus glatter Muskulatur und steht unter der Kontrolle des autonomen Nervensystems. Er ist reflexgesteuert auf Autopilot eingestellt. Der äußere Analsphinkter ist mit quergestreifter Muskulatur ausgestattet und kann willentlich beeinflusst werden – obwohl Reflexe gleichwohl eine Rolle spielen. Sphinkterkontrolle wird gelernt. Darmentleerung ist aber in erster Linie ein fest im Gehirn verdrahtetes Reflexgeschehen. Schwierig wird es erst, wenn diese Reflexmechanismen aus irgendwelchen Gründen gestört sind, vor allem durch Krankheiten des Nervensystems. Nach allem, was wir wissen, ist das Darmhirn ja ein sehr enger Verwandter des zentralen Nervensystems!

Erste Hilfe bei Hämorrhoiden

Das ist die Plage der Sitzberufler. Hämorrhoiden sind vergrößerte arteriovenöse Gefäßpolster (die eigentlich den Darmausgang abdichten sollen), die Beschwerden verursachen: Juckreiz, Blutungen, Nässen, Schmerzen, Einrisse, Entzündung – eine lästige Angelegenheit. Die Ursache des Hämorrhoidalleidens ist weitgehend unbekannt. Die Probleme entstehen durch Verlagerung, Vergrößerung des Gefäßpolsters und mechanische Beanspruchung beim Stuhlgang (Pressen). Bevor Sie möglicherweise nutzlose Hämorrhoidenmittel (innerlich/äußerlich) anwenden oder sich gar beim Proktologen unters Messer legen, probieren Sie dieses Hausmittel aus – wenn Sie ansonsten gesund sind: Essen Sie zum Frühstück (als erste Tagesmahlzeit) mindestens vier Wochen lang konsequent einen Joghurt mit frischen Früchten und ein paar Vollkornflocken, die nächste Mahlzeit erst vier Stunden später. Dazu gibt es ein großes Glas verdünnten (4:1) Fruchtsaft (frisch gepresst). Damit habe ich mehrfach meine Hämorrhoiden geheilt. Es sollte in vielen Fällen gut funktionieren. Falls die Beschwerden jedoch nicht abklingen, suchen Sie in jedem Fall Ihren Hausarzt auf.

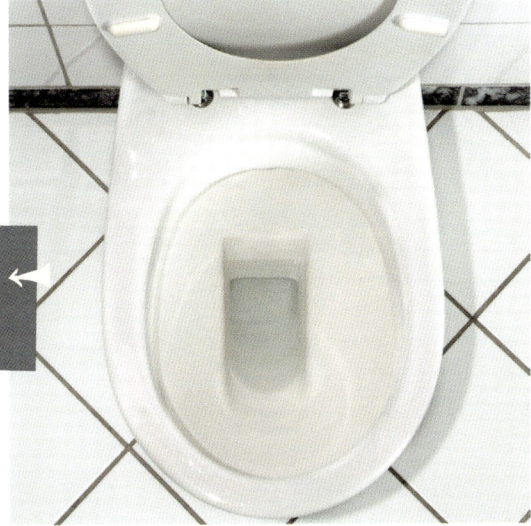

Hier enden in der Regel alle Restbestände des Verdauungsprozesses.

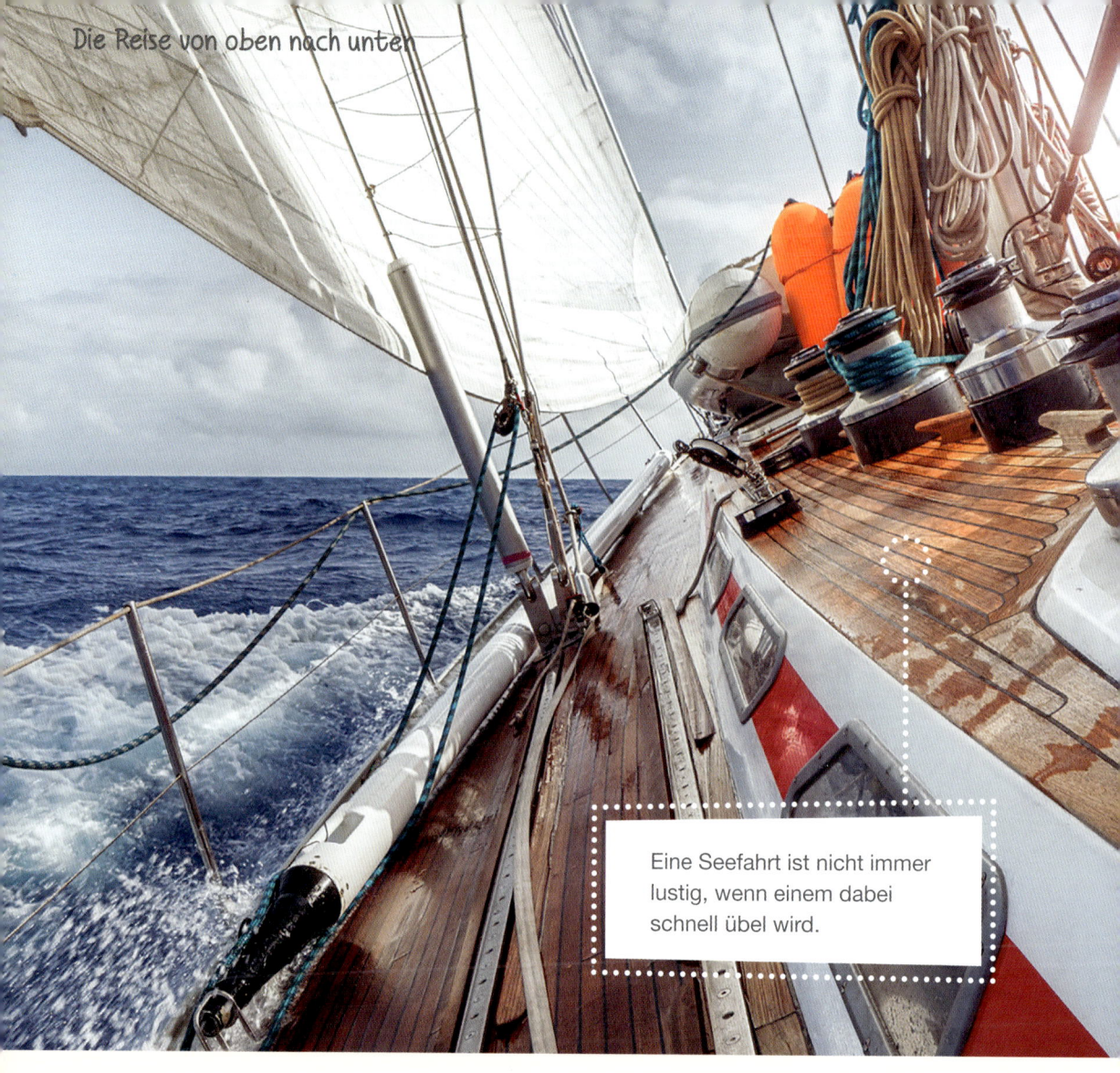

Eine Seefahrt ist nicht immer lustig, wenn einem dabei schnell übel wird.

STAU UND STORNO: FUNKTIONSSTÖRUNGEN

Jede Reise ist eine logistische Herausforderung und mit vielen wichtigen Kleinigkeiten verbunden, die zusammenpassen müssen: Fahrkarten, Transport, Übernachtung, Kommunikation, Kleidung, Kosten und dergleichen. Auch die Reise durch den Verdauungstrakt verläuft nicht immer störungsfrei. Es kommt schon mal zu Missverständnissen der beiden Gehirne. Es kann auch eine Störung der Darmmechanik vorkommen oder man wird von

unfreundlich gesinnten Keimen überfallen. Dann geht hinten entweder gar nichts mehr oder es geht rasend schnell. Der Reiseantritt kann auch schon durch Erbrechen gestoppt werden oder beginnt mit ätzenden Erfahrungen (Sodbrennen). Unser Darm ist ein Gewohnheitstier, das sehr sensibel ist und gerne gemächlich agiert. Entspannt und optimistisch unterwegs, kann man auf einen reibungslosen Reiseverkehr hoffen.

Üble Sache: Erbrechen

Wer will sich schon vergiften? Diese Frage beantwortet das Gehirn mit Sensorinformationen aus dem Magen. Es wird geprüft, verglichen und für gut oder schlecht befunden, was geschluckt wurde. Dann wird entschieden, ob es damit weiter abwärts geht oder oben wieder herauskommt. Kommt es zum alarmierenden Notfall, sackt das Blut in den Bauch, das Gesicht wird blass, der Blutdruck fällt, der Herzschlag verlangsamt sich, die Speichelbildung (zum Schutz der Zähne) läuft auf Hochtouren, Magen (und/oder Dünndarm) drücken Nahrungsinhalte aufwärts (was Nerven reizt), man atmet tief ein und die Atemwege werden dicht gemacht – Sie übergeben sich. Kotzen gehört zum Leben der Tiere, und das ist gut so: Hier wird Leben gerettet. Plötzliches Erbrechen kann durch ein Magen-Darm-Virus verursacht sein. Bei Vergiftung und Alkoholrausch kündigt sich das Erbrechen durch Übelkeit an. Andersherum entsteht Übelkeit mit Erbrechen im Gehirn, wenn bei der Seefahrt oder in der Achterbahn der Gleichgewichtssinn verrückt spielt. Gefühle, seelische Belastungen, Angst, Stress und Traumaerfahrungen sind gleichfalls bekannte Ursachen. Manchmal ist einfach nur keine Zeit für Verdauung und man kotzt sich lieber aus. Echter Brechreiz ist ein seit Jahrtausenden bewährtes Sicherheitsprogramm.

Hinweise und Tipps bei Übelkeit/Erbrechen

- Bei Reiseübelkeit schauen Sie auf den Horizont, um Ihren Gleichgewichtssinn zu stabilisieren.
- Legen Sie sich auf die Seite, hören Sie entspannende Musik oder versuchen Sie es mit Autogenem Training.
- Ingwer soll das Brechzentrum hemmen – echter Ingwer wohlgemerkt (nicht nur der Geschmack).
- In der Apotheke gibt es Mittel gegen Übelkeit. Sie blockieren meist den Stoff Histamin.
- P6-Akupunktur gegen Übelkeit: Der Punkt befindet sich zwei bis drei Fingerbreit unterhalb des Handgelenks, genau in der Mitte zwischen den beiden Unterarmsehnen. P6-Akupressur/Massage ist eine gute Erste Hilfe bei Übelkeit!

Sauer aufgestoßen: Sodbrennen & Co.

Nicht nur der Magen, auch die Speiseröhre muss vor der ätzenden Wirkung von Magensäure und vor Verdauungssäften geschützt werden. Die Speiseröhre produziert aber kein schützendes basisches Gel. Sie ist dafür zäh und widerstandsfähig und regeneriert sich leicht selbst. Wie sich aufsteigender Magensaft anfühlt, weiß jeder, der Sodbrennen erlebt hat oder an Reflux leidet. Beim sauren Aufstoßen schaffen es Magensäure und Verdauungsenzyme bis in den Rachen. Beim Sodbrennen schwappt der Magensaft in die Speiseröhre zurück und es brennt hinter dem Brustbein. Das passiert dann, wenn die beiden Nervensysteme von Darm und Kopf nicht synchron agieren. Kann ja mal vorkommen. Kommt es mindestens jede zweite Woche vor, sind Säureneutralisierer aus der Apotheke – oder Kartoffelsaft – die Erste Hilfe. Anders beim chronischen Reflux (GERD), der zunehmend häufiger vorkommt. Die Behandlung desselben mit Neutralisierungsprodukten (z. B. Aluminium) oder Säure- und Säure-Pum-

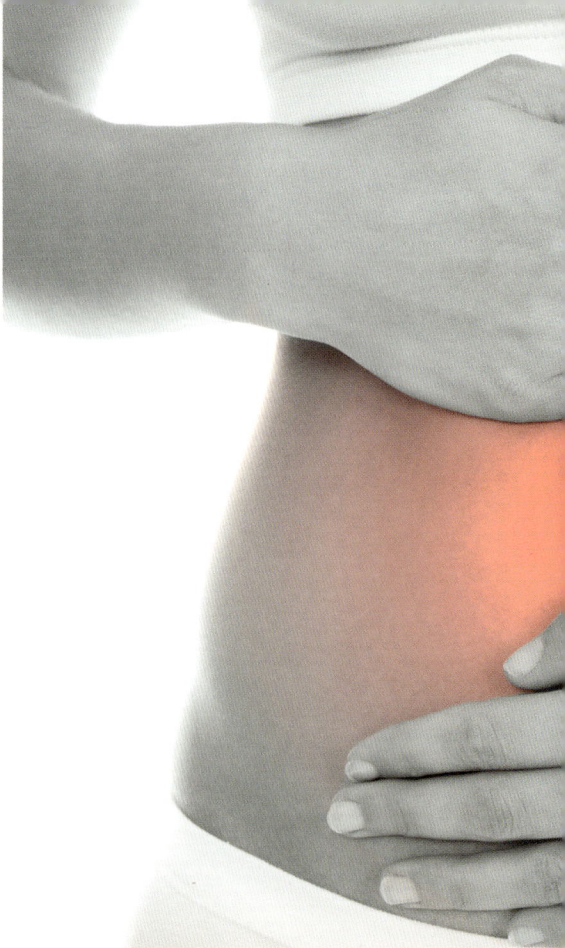

pen-Hemmern hat Vor- und Nachteile. Denn wird die Säureproduktion im Magen gehemmt, muss man mit weniger Säure für die Verdauung zurechtkommen. Andererseits fördert die Säurehemmung die Abheilung von Schäden an der Speiseröhre. Die Anwendung solcher Mittel wird daher nur unter ärztlicher Aufsicht für einen begrenzten Zeitraum empfohlen – allerhöchstens vier Wochen. Da der Magen über eine ausgeklügelte Selbstregulation des Säuregrads verfügt, führt die Säurehemmung zur erneuten Aktivierung der Säureproduktion. Ein Teufelskreis.
Besser wäre es, die normale Funktion des unteren Schließmuskels der Speiseröhre wiederherzustellen. Das Refluxphänomen neigt dazu, während der kurzen Öffnungszeit des Schließmuskels (acht Sekunden) aufzutreten. Es ist kein Problem, wenn der Reflux gelegentlich auftritt und die Koordination von Schließmuskel und Speiseröhre ansonsten fehlerfrei funktioniert. Ist die Synchronisation aller Speiseröhrenkomponenten aber gestört (aus welchem Grund auch immer), kann die Lebensqualität schwer beeinträchtigt sein. Man muss sich dann wohl oder übel mit Säure-Pumpen-Hemmern behelfen.

Tipps und Hinweise bei Sodbrennen & Co.

- Kaugummi kauen und Tee trinken (kleine Schlückchen) „trainiert" die Schließmuskelfunktion.
- Entspannungstraining stabilisiert die Schließmuskelfunktion und reguliert die Säureproduktion.
- Schwangerschaftshormone und Zigarettenrauch können den Schließmuskel lockern. Ist also die Schwangerschaft (oder der Aufenthalt im Zigarettenqualm …) vorbei, hört meist auch das Sodbrennen auf.
- Manche Lebensmittel können den Schließmuskel schwächen: Schokolade, scharfe Gewürze, Alkohol oder Kaffee – finden Sie selbst heraus, was es sein könnte.
- Der Geschmacksverstärker (und Nervenbotenstoff) Glutamat kann die Schließmuskelfunktion „verwirren" – achten oder verzichten Sie darauf, muss ja nicht unbedingt sein.
- Treten Refluxphänomene nachts auf, können Sie eine um 30 Grad erhöhte Liegeposition mit Kopfkissen oder Kissen aus dem Fachhandel ausprobieren – zusätzlich profitieren Herz und Kreislauf von dieser Hochlagerung.
- Alarmsymptome sind Schluckstörungen, Gewichtsverlust, Schwellungen und Blut – hier sind der Gastroenterologe und die Endoskopie gefragt.

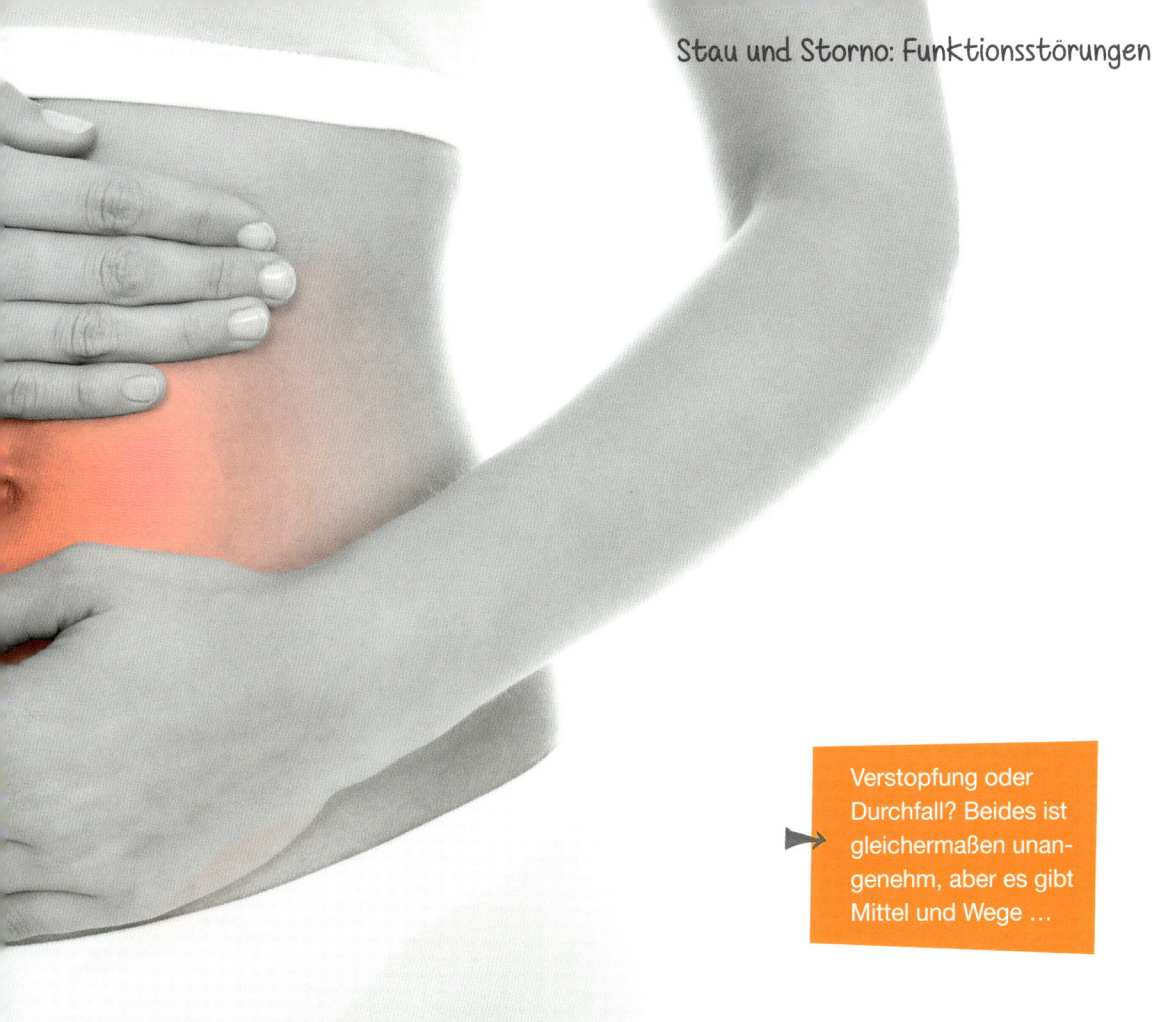

Verstopfung oder Durchfall? Beides ist gleichermaßen unangenehm, aber es gibt Mittel und Wege …

Geht gar nicht: Verstopfung

Erneut sind das Darmhirn und das zentrale Nervensystem uneins: Geht es jetzt weiter oder nicht? Etwa 14 Prozent der Deutschen sollen an Verstopfung (Obstipation) leiden – das heißt, sie haben seltener als drei Mal pro Woche Stuhlgang und oft kommen nur kleine Köttel zum Vorschein. Äußerst unbefriedigend und belastend fürwahr. Als viel schlimmer wird aber die Härte des Stuhls empfunden und die Beeinträchtigung der Lebensqualität. Nutzloses Pressen gefährdet zudem den Kreislauf und den Darm: Es drohen Hämorrhoiden, Darmdivertikel, Darmvorfall (Rektumprolaps) oder eine Anusverletzung durch harten Stuhl.

Reine Nervensache? Das Gewohnheitstier Darm reagiert mitunter sehr sensibel zum Beispiel auf Ortsveränderungen, fremdartige Nahrung, zu wenig Flüssigkeit, Jet-Lag, Stress und starke Gefühle – und schon geht gar nichts mehr. Entspannung und kleine Tricks helfen dem Darm oft wieder auf die Sprünge. Kommt die Verstopfung urplötzlich oder dauert sie ungewöhnlich lange, ist der Arzt gefragt – es könnte ja was Ernstes sein. Wer Verstopfung behandeln will, sollte die Ursache der Verstopfung kennen.

Tipps und Hinweise bei Verstopfung

- Motivieren Sie Ihren Darm durch Ballaststoffe. Flohsamenschalen werden im Dünndarm nicht verdaut und quellen im Dickdarm auf. Wenn Sie einen Tag vor Ihrem Urlaub damit anfangen, sie einzunehmen, könnte es drei Tage später richtig rund gehen. Ballaststoffe gibt es als Pulver oder Tablette auch in der Apotheke. Sie müssen dann aber auch eine ordentliche Menge Wasser trinken, sonst nutzt es nichts.
- Trinken Sie nur dann viel Wasser, wenn Sie viel Wasser brauchen – etwa bei langen Flugreisen oder bei Fieberzuständen.
- Folgen Sie immer dem Ruf auf das stille Örtchen – egal, wie es dort aussieht! Den Stuhldrang bei Neigung zur Verstopfung zu unterdrücken, ist keine gute Idee.
- Präbiotika und Probiotika sind Futter für Ihre nützlichen Mitbewohner und bringen Ihren Darm wieder auf Trab.
- Bewegen Sie auf der Toilette sitzend den Oberkörper wie in einer Schaukelbewegung ein paar Mal bis zu den Oberschenkeln und wieder zurück. Warum nicht, sieht ja keiner.
- Abführmittel funktionieren unterschiedlich und sind für chronisch Verstopfte eine Option. Es gibt osmotische Abführmittel (Ziehmittel: Zucker/Lactulose, Salz, kleine Moleküle/PEG), Kotgleiter (Paraffin), Hydragoga (Aloe, Senna, chemische Mittel) und Prokinetika (Prucaloprid), die helfen können. Fragen Sie Ihren Arzt.
- Drei-Tage-Regel: Auf dem Klo wird nur der Enddarm entleert. Am nächsten Tag wird er dann meist wieder aufgefüllt. Wer Abführmittel einsetzt, entleert mitunter den gesamten Darm. Sie sollten demnach dem Darm etwas Zeit gönnen und erst am dritten Tag hoffen, dass es weitergeht – oder das nächste Pülverchen einnehmen.

Durchmarsch: Durchfall

Durchfall (Diarrhoe) ist gut und schlecht. Er ist das Symptom vieler Erkrankungen: Infektionen, Nahrungsmittelvergiftung/-unverträglichkeit, Darmentzündung, Reizdarm u. a. Wie beim Erbrechen versucht der Körper, schädliche Stoffe loszuwerden – diesmal hinten raus.

Wässriger Durchfall ist insofern gut, weil dadurch schädliche Keime oder Giftstoffe ausgeschwemmt werden. Zudem reinigt sich der Darm durch diese Auswaschung. Zu diesem Zweck arbeiten das Immunsystem und das Darmhirn eng zusammen: Die Sekretion von Flüssigkeit wird aktiviert und die Rückresorption von Wasser aus dem Darm unterbrochen. Keime, die sich nicht festhalten können (und ihre Giftstoffe) werden weggespült. Wenn es sich um einmalige oder gelegentliche Ereignisse handelt, sollte man sich nicht in diesen Vorgang einmischen.

Bei Reisedurchfall können Sie mit Motilitätshemmern den Durchfall stoppen. Allerdings wird dabei auch die Selbstreinigung gestoppt. In der Regel können Sie aber darauf vertrauen, dass Ihr starkes Immunsystem den Durchmarsch über kurz oder lang unter Kontrolle bekommt.

Anders sieht es aus, wenn gefährliche Keime (Cholera) oder Parasiten (Ruhr) Durchfall verursachen. Verlängerter Durchfall birgt die Gefahr der Austrocknung (Dehydrierung) und führt zum Verlust von Elektrolyten (Natrium, Kalium u. a.) und wichtigen Nährstoffen.

Vor allem für Kleinkinder und immungeschwächte Menschen kann Durchfall lebensbedrohlich sein. Doch die moderne Medizin hat viele Mittel, um die Gefahren von Durchfallerkrankungen abzuwehren.

DAS DARMBIOTOP

„Weißt Du, wie viel Sternlein stehen …" Es ist ein bisschen so wie damals, als man das Hubble-Teleskop in eine Umlaufbahn um die Erde schickte und nun, ohne störenden Smog, auf Tausende und Abertausende Sterne blicken konnte. Das bis dato unbekannte Universum des Mikrobioms, als unsere zweite Natur, ist erst seit Kurzem in den Fokus der Wissenschaft gerückt. Und siehe da, der genauere Blick in die dunklen Darmröhren zeigte, dass sich dort unvorstellbare 100 Billionen Kleinstlebewesen tummeln. Immerhin tausend Mal mehr als unsere Galaxie Sterne hat. Jeder Millimeter außen auf der Haut, und viel mehr noch innen im Darm, ist von zahllosen Bakterienarten bevölkert. Das Reich der Darmkeime erstreckt sich vom Mund bis zum Anus. Und je weiter es nach unten geht, desto mehr Bakterien sind dort anzutreffen. Manche Keime bevorzugen den Dünndarm, andere nisten sich im Blinddarm ein. Die meisten Keime lieben den Dickdarm. Manche Bakterien sind äußerst sesshaft, andere wechseln gerne die Adresse.

Die mehrfach gefaltete Darmschleimhaut bietet hervorragenden Unterschlupf für mikrobielle Migranten und Siedler. Hier befinden sich 99 Prozent unserer lebenden Mitbewohner. Und sie bringen es auf einen Körpergewichtsanteil von fast zwei Kilogramm. In jedem Gramm Kot sind mehr Bakterien als die Erde Bewohner hat. Mittlerweile wird das Mikrobiom sogar als eigenes Organ bezeichnet.

> Bunte Vielfalt und Artenreichtum sind die Kennzeichen der gesunden Darmflora.

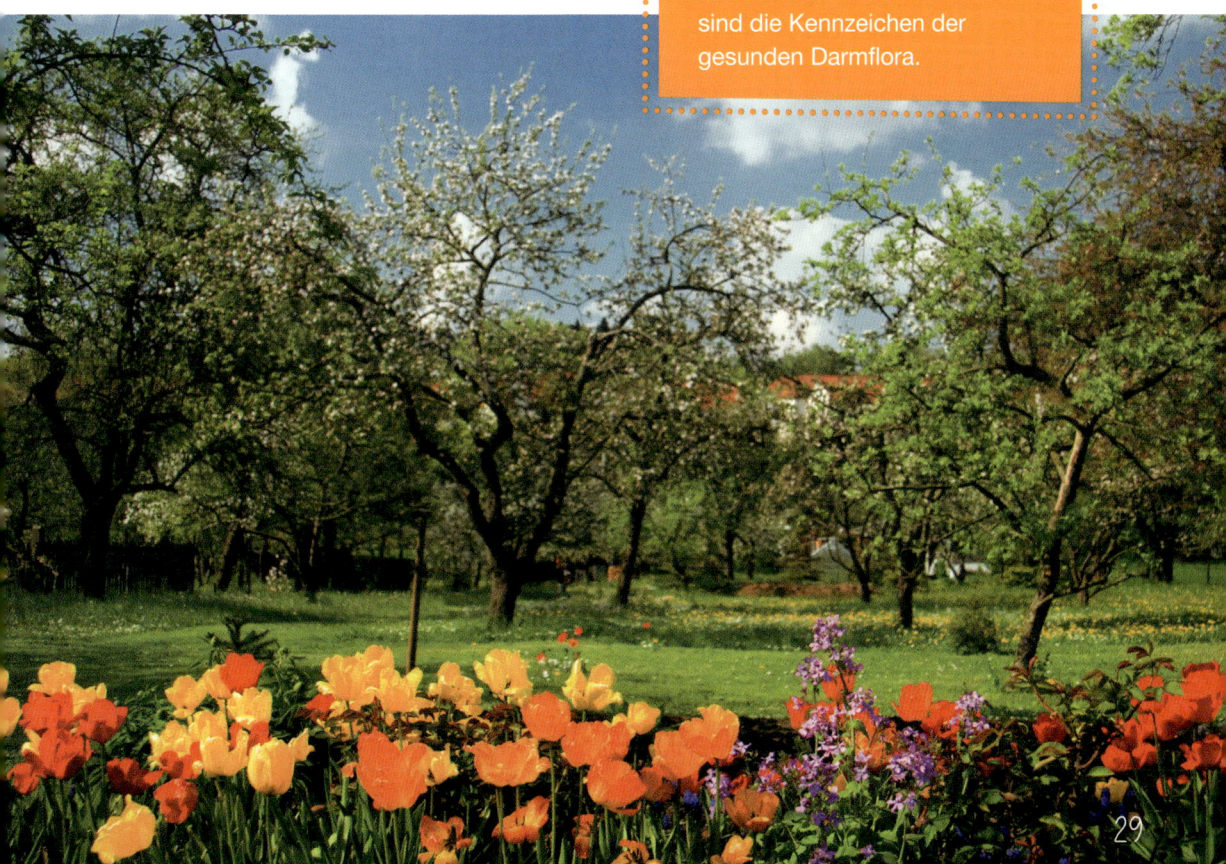

Um herauszufinden, was da alles in und auf uns kreucht und fleucht, gelten zuvor verpönte, anrüchige Stuhlproben als das Nonplusultra der Biologie. Und das biologische Hubble-Teleskop ist die Genanalyse. Man weiß heute, dass mehr als 99 Prozent aller mikrobiellen Gene von Bakterien abstammen. Von den 1000 verschiedenen Bakterienarten trägt jeder Mensch mehr als 160 mit sich herum. Je bunter die Mischung ist, desto besser für den Menschen – auch das ist mittlerweile sicher. Seit 2007 wird an einem Bakterienatlas gearbeitet. Man möchte ja wissen, wer wo wohnt.

Unsere bakteriellen Mitbewohner sind überlebenswichtig. Dennoch galten sie jahrhundertelang als Bösewichte, die Pest und Cholera verursachen. Man verfolgte sie unbarmherzig mit Seife, Desinfektionsmitteln und Antibiotika. Es hat sich längst noch nicht überall herumgesprochen, wie wichtig, nützlich und harmlos unser Mikrobiom und unsere Darmflora sind. Im Grunde ist der menschliche Körper ein fein ausbalanciertes Ökosystem, in dem er mit seinen Billionen Mitbewohnern zum gegenseitigen Vorteil kooperiert. Antibiotika sind aus dieser Perspektive eine „ökologische Katastrophe". Kein Zweifel, Darmbakterien sind äußerst nützlich. Sie verstoffwechseln Nahrung. Sie versorgen den Darm mit Energie. Sie produzieren Vitamine. Sie bauen Gift- und Arzneistoffe ab. Sie produzieren Gase, Duftstoffe, Säure und Fette. Und sie trainieren das Immunsystem. Es ist Zeit für eine Imagekampagne zugunsten unserer Darmflora.

JENSEITS VON GUT UND BÖSE

Die Mehrheit der Mikroben, die zu unserem Selbst gehören, ist harmlos und vor allem sehr nützlich. Möglicherweise sind ihre Fähigkeiten als Gesamtheit dem vermeintlich hochentwickelten Lebewesen Mensch sogar überlegen. Das menschliche Mikrobiom umfasst zehn Mal mehr Zellen, als ein Erwachsener Körperzellen hat. In den bislang weltweit untersuchten Darmbakterien fand man 3,3 Millionen verschiedene Gene, die menschliches Leben beeinflussen können. Das zeigt der 2010 veröffentlichte Referenzgen-Katalog. Der Mensch selbst hat nur vergleichsweise kümmerliche 20 000 Gene.

Wie viele Spezies und Mikrobenverwandte mit und auf einem einzelnen Menschen leben, ist unbekannt. Es könnten Hunderte, aber auch Tausende sein. Wie in jedem anderen Biotop gibt es unter den Mikroben Konkurrenzkämpfe um Platz und Nahrung. Es gibt Kooperationen zum gemeinsamen Nutzen. Insoweit die Umgebungsbedingungen geeignet sind, ist jeder Millimeter des Darmrohrs (im Idealfall) mit den „richtigen" Bakterien besetzt. Dann haben krankmachende Keime kaum eine Chance, sich festzusetzen. Zudem hat das Immunsystem vom Zeitpunkt der Geburt des Menschen an mit vielen Keimen bereits Bekanntschaft gemacht. Es kennt seine Pappenheimer ganz gut.

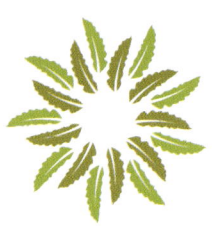

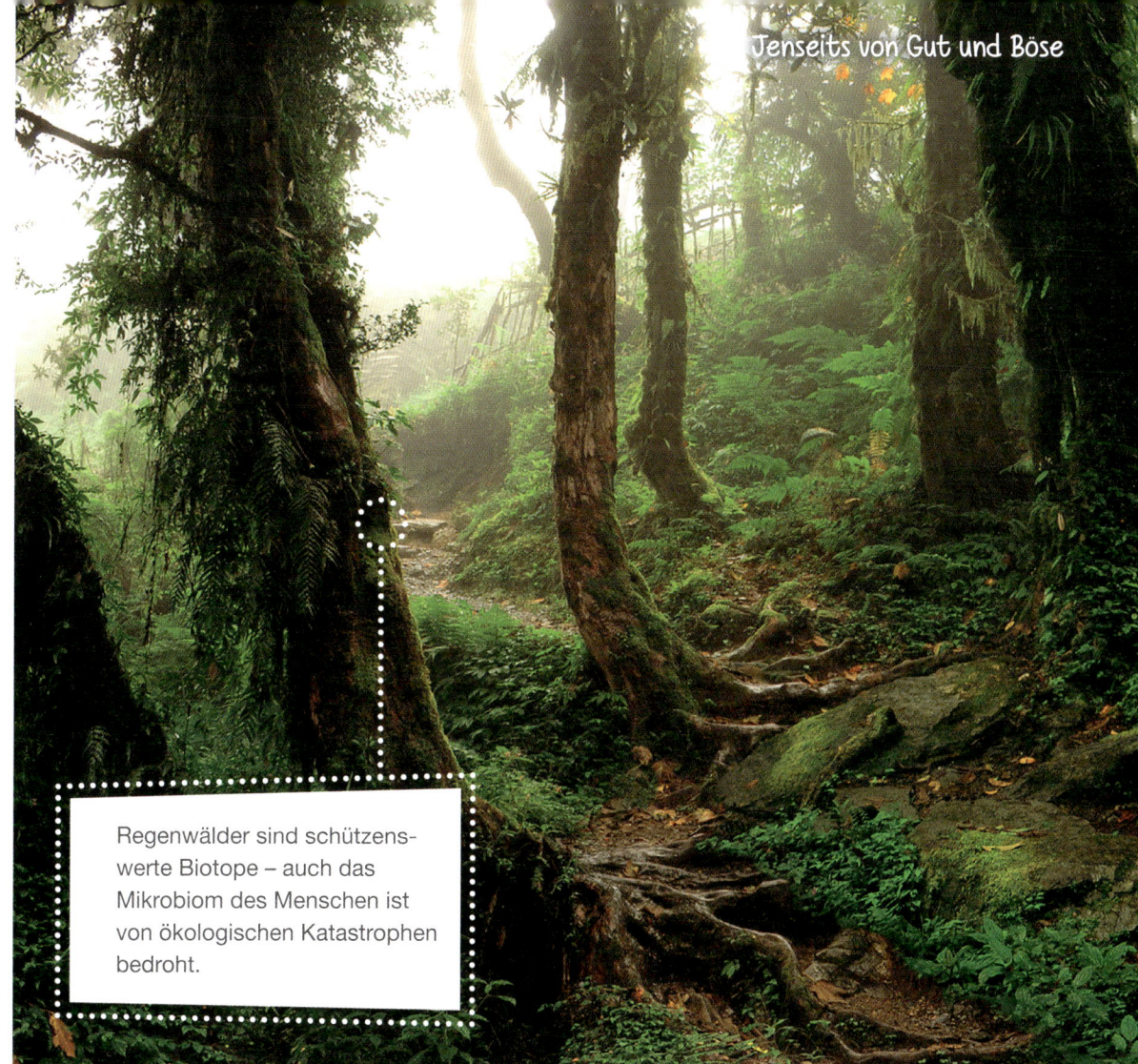

Regenwälder sind schützens-
werte Biotope – auch das
Mikrobiom des Menschen ist
von ökologischen Katastrophen
bedroht.

Naturschutzgebiet Mikrobiom

Betrachtet man die Koexistenz des Menschen mit seinen Mikrobenbewohnern als Ökosystem, begreift man auch die potenzielle Störanfälligkeit des Systems. Wie in der wirklichen Welt ist Artenvielfalt ein Kennzeichen der gesunden Balance. Bakterien müssen sich wie jede andere belebte Natur an Störungen des Gleichgewichts anpassen können, um zu überleben.
Wenn Regenwälder abgeholzt werden, Tiger, Wale, Eisbären und Orchideen verschwinden,

handelt es sich um ökologische Katastrophen. Menschen, die sich den resistenten Darmkeim *Clostridium difficile* eingefangen haben, erleben die ökologische Darmflorakatastrophe am eigenen Leib: Schmerzen, Entzündungen, Durchfall und schlechte Befindlichkeit. Das Gleichgewicht der hauseigenen Bakterienbesatzung ist schwer beeinträchtigt – Artensterben sozusagen, oder: mehr Monokultur und weniger Multikulti. Hier haben wohl die „falschen" Bakterien das Sagen.

Bakterien mischen mit

Schwer zu sagen, ob Sie sich wirklich aus freien Stücken dazu entschieden haben, eine Tafel Schokolade zu essen – oder ob trickreiche, vielfach vernetzte Mikroben in Ihrem Darm ganz oben durchgesetzt haben, dass sie mehr süßes Futter wollen. Unsere bakteriellen Mitbewohner sind an mehr Vorgängen beteiligt, als wir uns heute vorstellen können, wenn nicht gar an allen. Die Forschung hierzu steckt noch in den Kinderschuhen.

Fast 30 Krankheiten werden mittlerweile mit der Darmflora in Verbindung gebracht. Unsere Bakterien sollen Stoffwechselveränderungen bei Übergewicht, Fettsucht, Diabetes, Fettstoffwechselstörungen beeinflussen und an Herz-Kreislauf-Erkrankungen beteiligt sein. Es ist auch nicht überraschend, dass Autoimmunerkrankungen wie Schuppenflechte, chronisch-entzündliche Darmerkrankungen (Morbus Crohn, Colitis ulcerosa), Asthma und Allergien Bezüge zu unserer Bakterienausstattung haben – ist doch das Mikrobiom das „Trainingscamp" des Immunsystems. Und es gibt auch eine Psychoconnection: Botenstoffe und Nervensignale haben großen Einfluss darauf, wie wir denken und fühlen. Die Forschung hat hier eine direkte Verbindung zwischen Darm und Gehirn ausgemacht – eine Darm-Hirn-Achse, die neurologische Funktionen und unser Verhalten beeinflusst, um nicht zu sagen manipuliert. Ja, Bakterien sind intelligent, clever und hochgradig lernfähig!

Ob man mit Probiotika oder Joghurt Depressionen beseitigen kann, ist noch unklar. Der Joghurthersteller muss möglicherweise bei seiner Lactobazillus-Studie noch etwas nachbessern. Klar ist immerhin, dass etwas im Hirn passiert, wenn wir Bakterien verabreicht bekommen. Klar ist auch, dass Darmbakterien eine wichtige Rolle für das spielen, was wir gemeinhin als „Gesundheit" bezeichnen. Würden wir nicht wesentlich besser einschätzen können, was eine gesunde Ernährung ist, wenn wir wüssten, was unsere Darmflora mit den Nahrungsmitteln anstellt? Viele offene Fragen – spannende Fragen.

Das können meine Mikroben

- Sie gewinnen Energie aus der Nahrung.
- Sie beeinflussen das Körpergewicht.
- Sie liefern mit Stoffwechselprodukten Energie für die Darmzellen und die Darmfunktion.
- Sie machen Nährstoffe aus unverdaulichen Bestandteilen verfügbar.
- Sie trainieren, stimulieren und aktivieren das Immunsystem.
- Sie beeinflussen die Psyche, Emotionen und Hirnfunktionen.
- Sie beeinflussen den Blutzucker- und Cholesterinspiegel.
- Sie produzieren Vitamine wie Vitamin K und Vitamin B12.
- Sie neutralisieren Gifte.
- Sie beeinflussen mit Enzymen die Wirksamkeit von Arzneimitteln.
- Sie bekämpfen pathogene Bakterien und Parasiten.
- Sie schützen die Haut und die Schleimhäute vor infektiösen Keimen.

EIN GEWICHTIGES WÖRTCHEN

Je nachdem, wie die Bakterientruppe zusammengesetzt ist, wird mehr oder weniger Energie aus der Nahrung gewonnen. Das kann darüber entscheiden, ob wir Gewicht zulegen und Fettpölsterchen ansetzen oder eher schlank bleiben. Das zeigte ein Experiment mit Mäusen. Speziell gezüchtete Mäuse ohne Darmflora, die in steriler Umgebung leben, werden nicht dick. Sie müssen aber dreimal mehr Kalorien mit der Nahrung aufnehmen, um das Gewicht von Artgenossen zu erreichen, die mit Bakteri-

en besiedelt sind. Ein keimfreies Leben ist aber für Menschen selbstverständlich keine Option.

Unser Darm kann einen Großteil der Nahrungsbestandteile ohne hilfreiche Bakterien gar nicht verdauen. Darmbakterien helfen dabei, schwer verdauliche Komponenten vorzuverdauen. Das spart körpereigene Energie ein, die dann an anderer Stelle zur Verfügung steht. Haben Sie die richtigen Keime im Darm, sind Sie für Gewichtszunahme weniger anfällig.

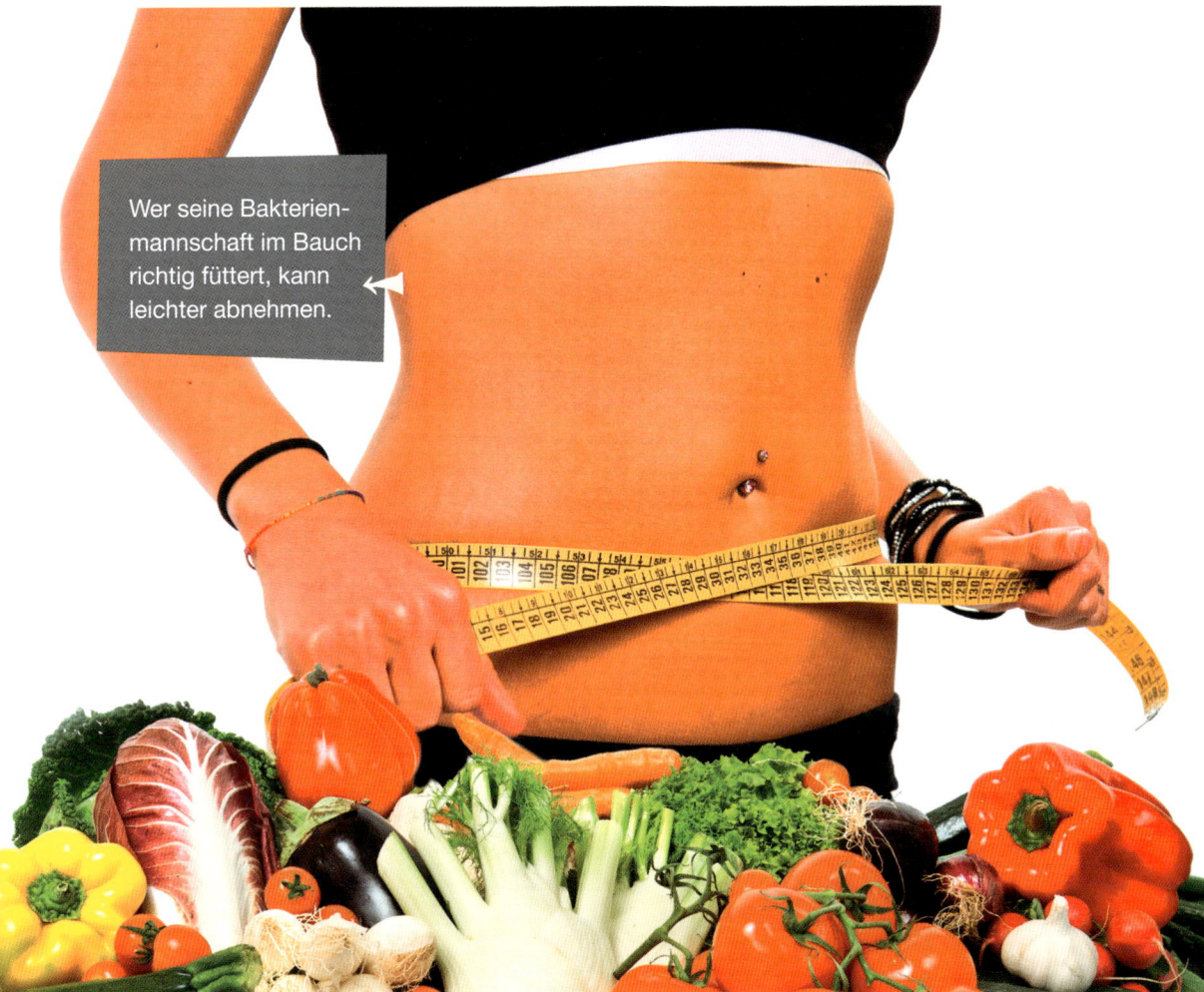

Wer seine Bakterienmannschaft im Bauch richtig füttert, kann leichter abnehmen.

Das Darmbiotop

Der Weg zum Wohlfühlgewicht ist mindestens von drei Faktoren abhängig: von der genetisch bedingten Veranlagung, vom Lebensstil und von der Darmflora. Darmzellen und die Darmflora beeinflussen mit Hilfe von Botenstoffen den Appetit – das heißt, ob Sie sich satt oder hungrig fühlen. Gibt es Probleme mit der Darmschleimhaut oder chronischen Entzündungen, aktivieren Darmbakterien eine vermehrte Fettablagerung. Wer die falschen Bakterien im Darm hat, setzt gleichfalls leichter Fett an, weil das Enzym Lipoproteinlipase aktiviert wird. Zudem entscheidet der individuelle Mix von Darmbakterien darüber, wie gut Sie die Nahrung verwerten und wie viele Kalorien aus dem Essen extrahiert werden. Bakterienaktivität im Darm produziert etwa 30 Prozent der Kalorien, die aufgenommen werden. Mittlerweile weiß man, dass eine bunt gemischte Bakterientruppe eine wichtige Voraussetzung für das stabile Wohlfühlgewicht ist. Artenvielfalt im Darm hilft beim Abnehmen. Das leuchtet ein. Einseitige Ernährung etwa mit reichlich Kohlenhydraten oder Fastfood entspricht eher einer Monokultur, die anfällig für Schädlinge ist. Auch zu häufige „Rodungen" im Darmbiotop durch Antibiotika sind kaum förderlich. Was gut für die Darmflora ist, ist auch gut für die Gesundheit. Man beobachtete auch, dass viele verschiedene Bakterienspezies im Darm das Risiko für Übergewicht verringern. Menschen mit Multikulti im Darm erkranken seltener an Diabetes und haben seltener Fettstoffwechselstörungen. Studien haben gezeigt, dass ungefähr ein Viertel der Bevölkerung von Industriestaaten eine geringe Bakterienvielfalt im Darm hat. Da bekommen auch unerwünschte Mitbewohner leichter die Oberhand. In der Medizin nennt man die gestörte Balance der Darmflora „Dysbiose". Wie so oft: Die Mischung macht's – wie beim gut eingespielten Orchester.

Die genaue Besetzung des Bakterienkonzerts hängt von verschiedenen Faktoren ab. Einmal mehr spielt der gesunde Lebensstil eine Rolle – darüber hinaus nehmen auch die Gene, die Ernährung, Stress und das Lebensalter oder die Einnahme von Arzneimitteln Einfluss. In jedem Fall ist die gesunde Ernährung ein wichtiger Faktor. Wenn Sie sich (und Ihre Bakterien) mit der richtigen Mischung füttern, profitieren Ihre Gesundheit und Ihr Wohlbefinden – und vielleicht hilft der Joghurt dabei, dass Sie Ihr Leben verlängern können.

Familienaufstellung

Das berühmteste Bakterium unserer Darmflora heißt *Escherichia coli* und lebt massenhaft im Dickdarm. Diese Bakterien konnte man leicht auf Nährböden anzüchten. Deshalb sind sie gut erforscht. Weil dies bei vielen anderen Spezies nicht gelingt, kennt man einen Großteil des Mikrobioms noch nicht. Dennoch gelang es kürzlich, die menschlichen Darmbakterien drei Hauptgruppen zuzuordnen. Es sind die sogenannten Enterotypen, die im Darm unterschiedlich aktiv sind.

- Zum Enterotyp 1 gehören Bakterien der Gattung Bacteroides. Sie bilden im Verbund mit anderen Bakterienarten eine spezifische Darmflora.
- Zum Enterotyp 2 gehören Prevotella-Bakterien.
- Den Enterotyp 3 dominieren Ruminococcus-Bakterien, die im Verbund mit Staphylococcus und Gordonibacter agieren. Sie sollen am häufigsten im Darm vorkommen.

Man kann auch durchaus Dickmacher- und Schlankmacherbakterien unterscheiden – je nachdem, wie gut und wie viel Energie sie aus der Nahrung herausholen. Im Darm herrscht Wettbewerb um Platz und Nahrung. Wer sich durchsetzt, hängt von verschiedenen Faktoren ab – der Lebensstil und die Ernährung zählen dazu. Eine richtig gute Mischung der Darmflora hat auf jeden Fall Vorteile, wenn man abnehmen will.

Schlankmacher-Mikroben

Als Schlankmacherbakterien gelten vor allem die Bacteroides. Studien zufolge haben schlanke Menschen bis zu 90 Prozent Bacteroides und lediglich 10 Prozent Firmicutes im Bauch. Mit Blick auf die Darmflora gehören schlanke Menschen zu den „schlechten Futterverwertern". Schlankmacherbakterien können die Fettverbrennung aktivieren, die Ausscheidung von Kalorien steigern oder den Appetit hemmen. Sie tragen somit dazu bei, dass Sie weniger leicht zunehmen.

- Bacteroides nehmen es nicht so genau mit der Futterverwertung. Das zeigten Experimente mit keimfreien Mäusen, die ausschließlich mit *Bacteroides theta* gefüttert worden waren. Sie nahmen zwar zu, aber nicht so stark wie Artgenossen, die eine gemischte Darmflora hatten. Kombinierte man Bacteroides mit der Mikrobenart *Methanobrevibacter smithii*, ließ sich die Verdauungsleistung der Tiere noch weiter steigern. Wer überwiegend Bacteroides im Darm hat, profitiert davon, dass etwa 10 Prozent der mit der Nahrung aufgenommenen Kalorien wieder ausgeschieden werden. Zudem produzieren diese Mikroben Stoffe, die die Fettspeicherung hemmen und den Appetit zügeln. Bacteroides lieben komplexe Kohlenhydrate und verabscheuen einfache Zuckerverbindungen.

- Tierversuche ergaben, dass zu viel Fett in der Nahrung die Darmbarriere durchlässiger macht. Die Forscher glauben, dass Lipopolysaccharide das Immunsystem irritieren, da es sich um Hüllenkomponenten von Bakterien handelt. 2013 fand man heraus, dass das Bakterium *Akkermansia muciniphila* die poröse Darmhülle abdichten kann und die Darmzellen dann wieder vermehrt Schleim bilden, der sie vor chemischen Attacken schützt. Der Keim gehört somit zur Schleimputztruppe – ein wahrer Freund der Darmschleimhaut! Weitere Studien zeigten, dass dieser Keim bei übergewichtigen Menschen nur selten nachweisbar ist. Kalorienreich gefütterte Mäuse, die zusätzlich das Bakterium verabreicht bekamen, setzten nur halb soviel Speck an wie Mäuse mit gemischter Darmflora. Wer sich fettreich ernährt, muss mit hundertprozentigen Verlusten seiner Akkermansia-Population rechnen. Wohl dem, der die richtigen Bakterien im Darm hat!

- Bifidobakterien bevölkern bereits den Darm von Säuglingen. Vor allem bei gestillten Babys sind sie sehr reichlich vorhanden. Bleiben diese kleinen Helfer auch während der Kindheit erhalten, sind solche Kinder eher schlank als dick. Auch Bifidobakterien sind Studien zufolge bei schlanken Menschen in großer Zahl nachweisbar. Bei Übergewichtigen fehlen sie manchmal ganz. Bifidobakterien futtern gerne Chicorée, Zwiebeln und Spargel. Die Bifidogemeinde vergrößert sich dann rasch. Sie hassen aber fettes Essen und machen sich bei einer Fettschwemme schnell aus dem Staub – ein gefundenes Fressen für Dickmacher-Mikroben!

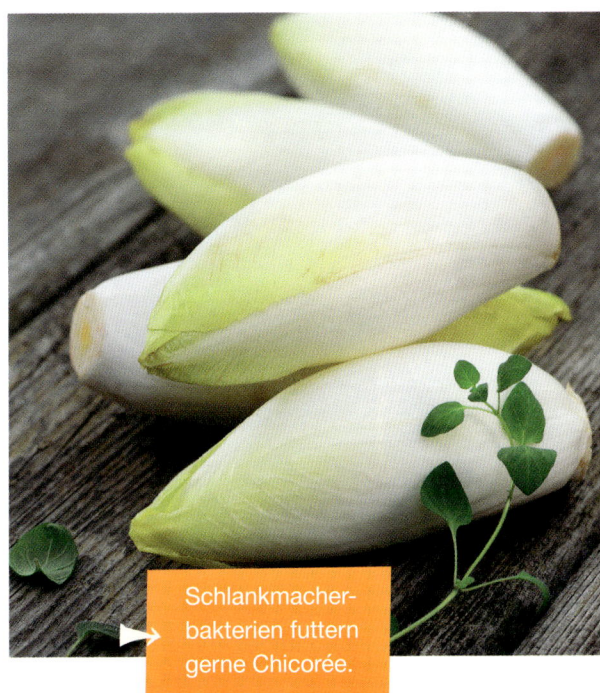

Schlankmacherbakterien futtern gerne Chicorée.

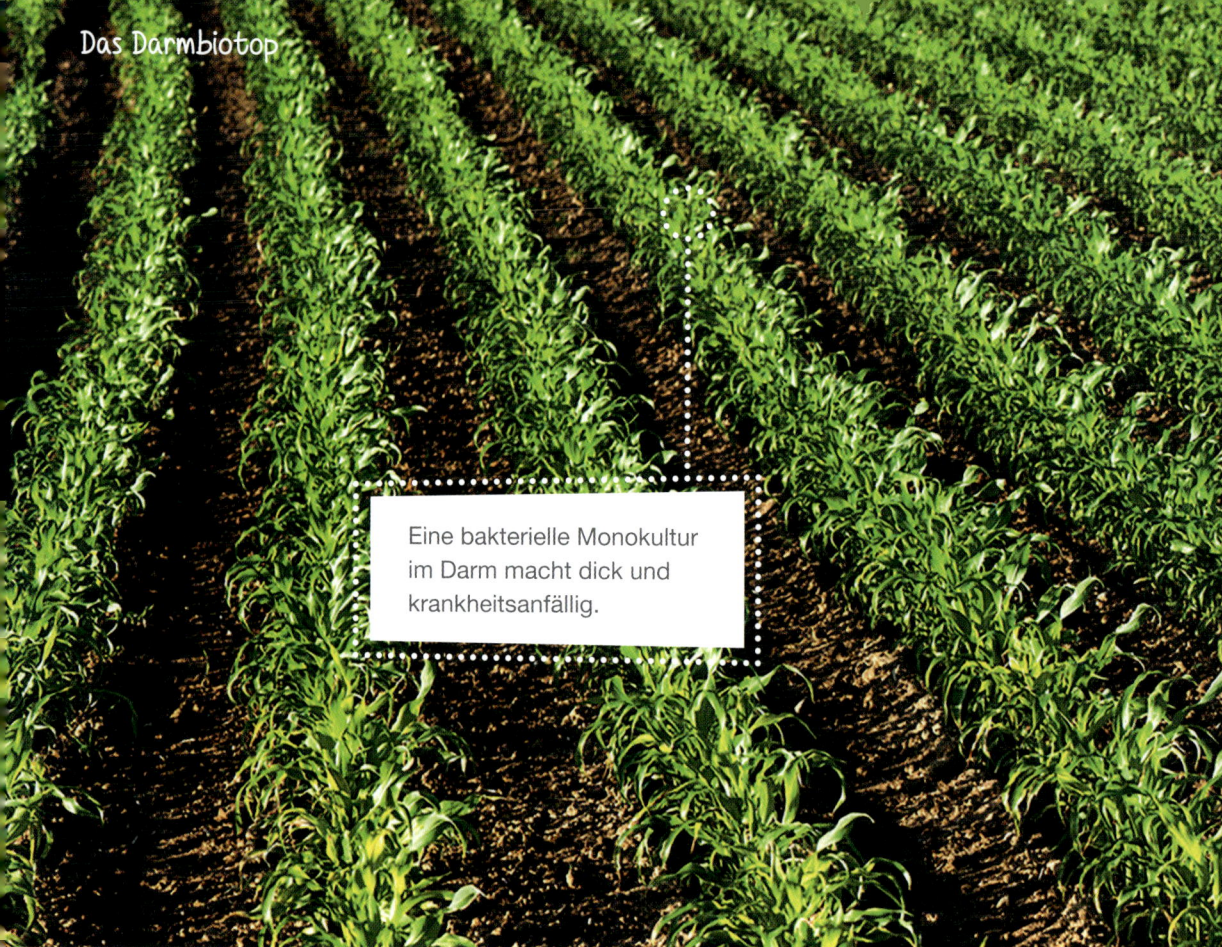

Eine bakterielle Monokultur im Darm macht dick und krankheitsanfällig.

Bakterien, die das Körpergewicht beeinflussen

Schlankmacher

- Bacteroides: Bacteroides-Arten (*B. thetaiotaomicron*, *B. ruminicola* u. a.), Prevotella-Arten (z. B. *P. bryantii*)
- Actinobakterien: Bifidobakterien
- *Akkermansia muciniphila*

Dickmacher

- Firmicutes: Clostridien, Milchsäurebakterien (Lactobazillen), Staphylokokken u. a.

Unbestimmt

- *Escherichia coli*, Proteus, Klebsiella, Pseudomonas-Spezies u. a.

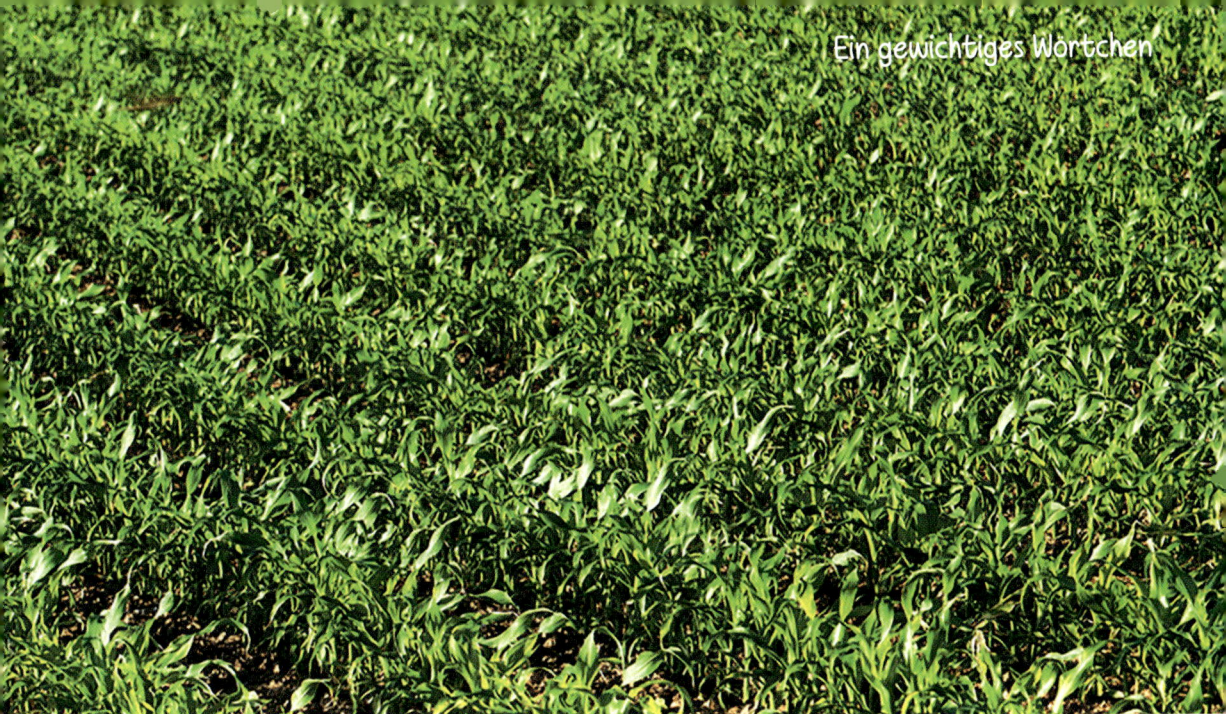

Dickmacher-Mikroben

Im Darm gibt es für die menschlichen Besitzer desselben das Problem, dass allzu viele Mitbewohner sehr effiziente Kohlenhydrat-Aufspalter sind. Ja, es ist wieder einmal vom Zucker die Rede. Hintergrund ist die menschliche Evolution, sprich Hungerzustände der Steinzeitmenschen. Damals war jede Kohlenhydrat-Kalorie mehr ein Überlebensvorteil. Die Hungerzeiten sind für Bewohner der westlichen Industriestaaten vorbei, aber die Dickmacher-Mikroben sind uns geblieben. Wer nicht aufpasst, setzt schnell Fett an. Dickmacherbakterien verdauen die Nahrung so effizient, dass sie – verglichen mit einer Darmflora ohne Dickmacherbakterien – bei gleicher Ernährung täglich 150 bis 200 Kalorien mehr zuführen – unterm Strich zehn Kilo Gewichtszunahme pro Jahr.

Experimente mit schlanken Mäusen ergaben, dass solche Tiere unverdauliche Kalorien teilweise wieder ausscheiden – und zwar mehr davon als ihre dicken Artgenossen. Dickmacherflora extrahiert auch noch aus dem letzten Nahrungsschnipsel Dickmacherenergie. Deshalb ist eine gut gemischte Truppe von Spezialbakterien von Vorteil, wenn man abnehmen will: Bakterien, die Gemüse oder Bananen futtern. Pflanzliche Kohlenhydrate sind der bessere Zucker! Übergewichtige Menschen tragen häufig eine Monokultur von hochwirksamen Kohlenhydrat-Aufspaltern mit sich herum. Kommen noch Bakterien hinzu, die das Immunsystem zu Entzündungsreaktionen motivieren – was bei zu fettem Essen leicht passiert – ist das Übergewichtsprogramm perfekt. Das betrifft häufig Diabetiker und Menschen mit hohen Blutfettwerten.

- Die Firmicutes sind besonders gute Futterverwerter. Sie können alle drei Energielieferanten zerlegen: Fett, Eiweiß und Kohlenhydrate. Man hat im menschlichen Dickdarm solche Bakterien gefunden, die auch noch aus fast unverdaulichen Bestandteilen Fettsäuren bzw. Kalorien produzieren können – selbst Zellulose ist vor diesen Allesfressern nicht sicher. Wer überwiegend Firmicutes im Darm hat, muss mit dem Nachteil zurechtkommen, dass sogar Ballaststoffe ihre Schlankmacherwirkung verlieren. Einmal mehr ist dies ein Hinweis darauf, dass Artenvielfalt in der Darmflora ein Gesundheitsvorteil ist. Aus manchen Ballaststoffen ziehen Darmbakterien bei Übergewichtigen besonders viel Acetat (Essigsäure), Butyrat (Buttersäure) und Propionat heraus – allesamt Fettsäuren. Buttersäure sorgt nicht nur für intensiven Schweißgeruch, sie ist auch eine Energiequelle für die Darmschleimhaut, die nur von Bakterien produziert werden kann. Manche Firmicutes bilden Propionsäure (Vorsicht: Mundgeruch!), die gleichfalls Energie für die Darmschleimhaut liefert. Wenn Darmbakterien aber mehr Fettsäuren als nötig herstellen, wandern diese in die Leber, wo sie dann für die Körperfettdeponie vorbereitet werden.

- Milchsäurebakterien (Lactobazillen) gehören eigentlich zu den „Guten". Sie sind in den vielgerühmten Probiotika, im Joghurt, in Milchprodukten und im Sauerkraut enthalten. Positiv ist zu vermerken, dass stillende Mütter, die den Keim *Lactobacillus rhamnosus* in sich tragen, seltener Kinder mit Neurodermitis haben. Möglicherweise sind die Keime auch bei Reizdarm hilfreich.

Auf der anderen Seite werden Nutztiere mit Milchsäurebakterien gefüttert und bringen dann etwa 10 Prozent mehr Gewicht auf die Waage. Auch im Darm übergewichtiger Menschen hat man reichlich Milchsäurebakterien gefunden. Säuglinge, die zusätzlich Milchsäurebakterien bekommen, legen rasch Gewicht zu, was als positiv gewertet wird. Bei Erwachsenen sieht die Sache anders aus. Eine Studie ergab, dass Mäuse trotz kalorienreicher Ernährung nicht dick wurden, wenn man Milchsäurebakterien und Clostridien aus dem Darm entfernt hatte. Insgesamt gibt es gute und schlechte Nachrichten aus der Wissenschaft, was Milchsäurebakterien betrifft. Die Keime können in Form von Probiotika durchaus zur Gewichtsreduktion beitragen. Wie immer gilt: Zu viel des Guten ist ungut. Sie wollen ja die Artenvielfalt in Ihrem Darmbiotop kultivieren und keine störanfällige Monokultur.

Dickmacher-Faktoren der Darmflora

- Bakterienstämme, die gute Futterverwerter sind
- Artenarme Darmflora und zu wenig unterschiedliche Bakterienstämme
- Darmbakterien, die Botenstoffe produzieren, die wiederum die Fettspeicherung aktivieren
- Darmbakterien, die zu wenig Sattmacher-Botenstoffe produzieren
- Darmbakterien, die bei fettreicher Ernährung und poröser Darmschleimhaut die Fetteinlagerung fördern

Mikrobenpersonal: Stuhltest

Wenn Sie ganz genau wissen wollen, wie Ihre Bakterienlandschaft im Darm aussieht, lassen Sie einen Stuhltest machen.
Das ist derzeit auch das wichtigste Analyseverfahren der Wissenschaft. Die Labormedizin hat solche Tests im Angebot. Ohne medizinische Begründung müssen Sie die Kosten der Stuhlanalyse selbst tragen. Das können Sie untersuchen lassen:
- Mengenverhältnis/Anzahl von Bacteroides (Schlankmacher) und Firmicutes (Dickmacher)
- Anzahl der *Akkermansia muciniphila*
- Florastatus: Anzahl und Verhältnis der wichtigsten Bakterienstämme

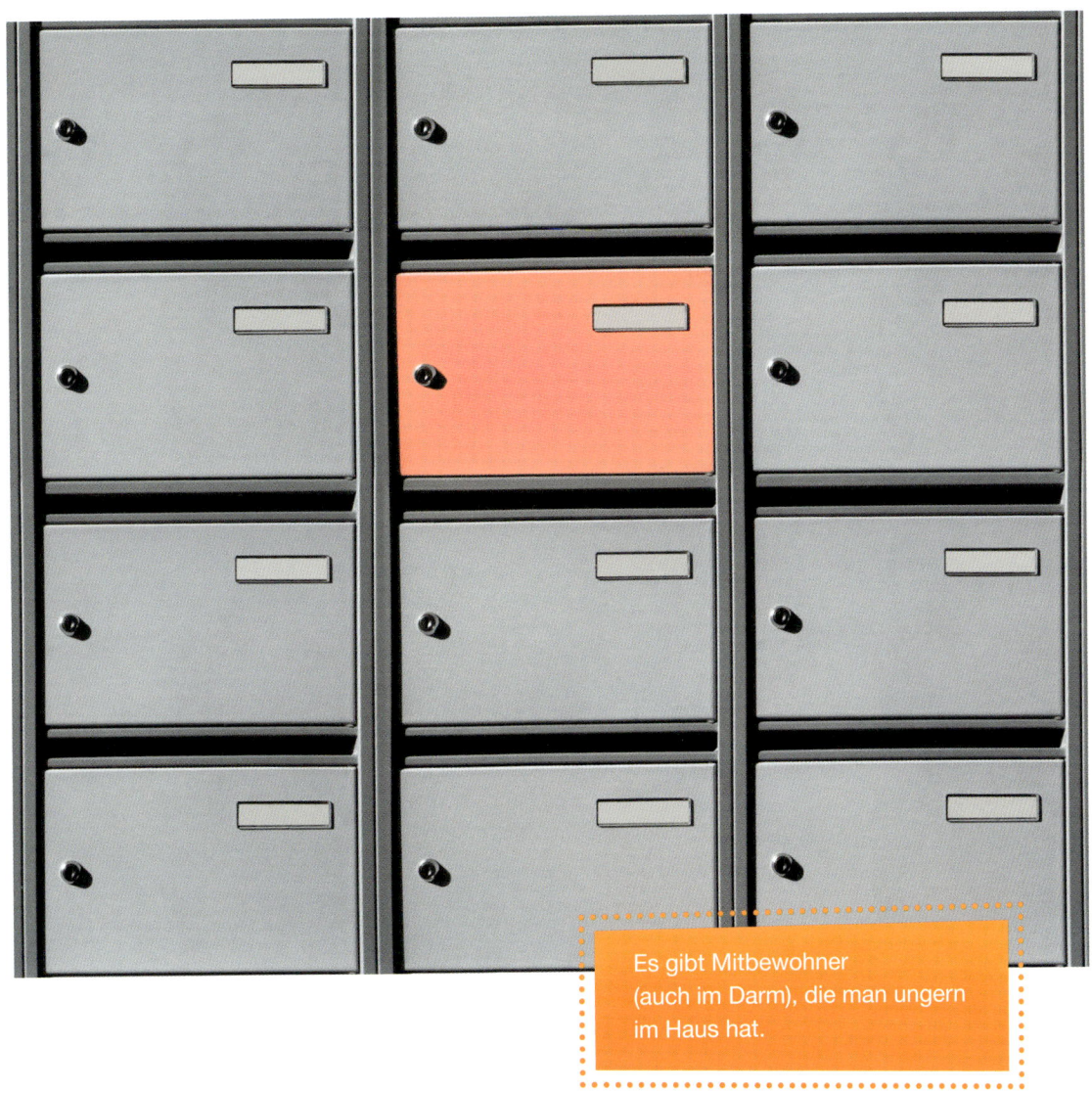

Es gibt Mitbewohner (auch im Darm), die man ungern im Haus hat.

UNERWÜNSCHTE MITBEWOHNER

Als ob 100 Billionen Stammgäste im Darm nicht genug wären: Es gibt immer wagemutige Mikroorganismen, die auch gerne im menschlichen Darm tafeln würden – wenn man sie denn Platz nehmen lässt. Es ist dabei durchaus nicht so, dass es immer nur Nachteile hat, wenn sich ungeladene Bakterienmigranten im Verdauungstrakt niederlassen. Dennoch haben sie einen schlechten Ruf, gelten als unerwünscht und müssen in der Regel mit einem achtkantigen Rauswurf rechnen. Besser, es bleibt bei einmaligen Begegnungen.

KORKENZIEHER-KEIM

Der Magen des Menschen ist ein unwirtlicher Ort und ätzt wie Hölle. Dennoch gibt es ein Kleinstlebewesen, das sich in den Mägen der halben Menschheit eingenistet hat – und das seit fast 50 000 Jahren! Die Rede ist vom Bakterium *Helicobacter pylori* (*H. pylori*). Die Mikrobe hat einen eher schlechten Ruf, da sie drei von vier Geschwüren im Magen und alle Geschwüre im Zwölffingerdarm verursacht. Der Keim gilt auch als Ursache von zwei Dritteln aller Magenkrebsfälle. Ist Helicobacter nun gut oder böse? Wie so oft im Reich der Bakterien: kommt darauf an. Er ist gut und er ist böse und er ist beides zusammen. Manche Forscher wollen ihn einfach nur für immer eliminieren. Andere betrachten ihn als bedrohte Art, die auch ihre guten Seiten hat. *H. pylori* gehört zu den ältesten bekannten Hausgenossen des Menschen. Und jeder Mensch, der ihn hat, hat eine personalisierte Version des Keims. Er passt sich an und verändert sich mit jedem Träger. Es gibt Hunderte, wenn nicht gar Tausende *H. pylori*-Stämme. Weltweit hat man die Spuren des Keims über Jahrhunderte hinweg nachverfolgen können. Dass nicht jeder Keimträger ein Geschwür bekommt, liegt an den Keimvarianten, die unterschiedlich gefährlich sind. Als gefährlich gelten die Genmerkmale „cagA" und „VacA", die für Magenzellen stressig sind, da dann Entzündungsstoffe und Zellgifte produziert werden – zum Schutz des Bakteriums und zum Schaden der Magenschleimhaut. Durch den Dauerreiz erhöht sich auch das Krebsrisiko. Das Bakterium hält es im Magen deshalb aus, weil es basische Stoffwechselprodukte erzeugt, die Säure neutralisieren. Zudem verkriecht es sich gelegentlich unter der gelartigen Magenschleimhaut, wenn es nicht herumpropellert. Anatomen entdeckten den Keim bereits 1875 im Magensaft und stuften ihn damals schon als Hauptverdächtigen im Fall von Magengeschwüren ein. Das war schnell vergessen, und das Magengeschwür machte zunächst als psycho-somatische Stresskrankheit Karriere. 1985 nahm dann der Forscher Barry Marshall einen kräftigen Schluck *H. pylori* aus dem Reagenzglas zu sich, um die Hypothese des bösen Magenkeims zu beweisen – was gelang. Für seine Heldentat wurde er 20 Jahre später mit dem Nobelpreis belohnt.

Wer aggressive Varianten des Keims im Magen hat, kann sie mit einer Antibiotikakur loswerden. Möglicherweise kann man demnächst mit einem Brokkoli-Extrakt (Sulforaphan) ohne Antibiotika-Atombombe dasselbe Ziel erreichen. Wer ohne *H. pylori* lebt, hat ein um den Faktor 40 geringeres Risiko für Magenkrebs. Neuerdings fand man zudem eine Verbindung von *H. pylori* und der Parkinson-Erkrankung: Die Zellgifte des Keims können Nervenzellen schädigen.

Die gute Seite des Keims offenbarte sich in einer Studie mit mehr als 10 000 Teilnehmern: Wer die gefährliche Keimvariante im Magen hatte, hatte zwar ein erhöhtes Magenkrebsrisiko, aber auch ein um 50 Prozent geringeres Risiko für Lungenkrebs und Schlaganfall. Tierversuche ergaben, dass Helicobacter Mäusebabys vor Asthma schützt. In der Menschenwelt passt dazu, dass Asthma, Allergien und Autoimmunkrankheiten zunahmen, je weniger *H. pylori*-Infektionen gezählt wurden. Man begründet dies damit, dass das Bakterium regulatorische T-Immunzellen aktiviert.

Mittlerweile vermutet man auch, dass ein fehlender Propellerkeim die Wahrscheinlichkeit erhöht, eine Refluxkrankheit zu bekommen. Auch diese Krankheit nahm mit der zunehmenden Ausrottung des Keims zu. Schonzeit für Helicobacter? Vielleicht geht es hier einmal mehr um die Partnerschaft zwischen Mensch und Keim – zum gegenseitigen Vorteil selbstverständlich. Das Bakterium ist beides: erwünscht und unerwünscht. Wer mit Magenkrebs, Lymphomen oder Parkinson vorbelastet ist, sollte den Keim aber doch besser ausrotten.

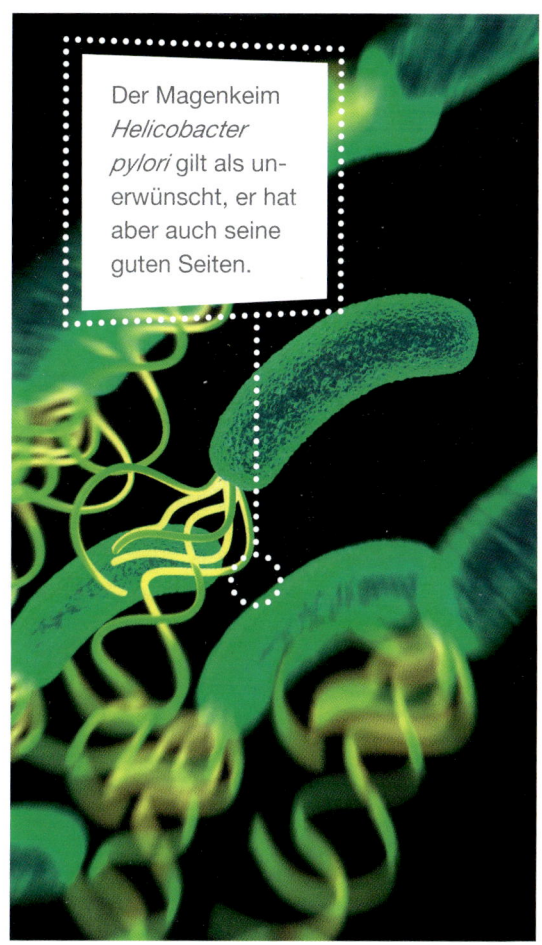

Der Magenkeim *Helicobacter pylori* gilt als unerwünscht, er hat aber auch seine guten Seiten.

Helicobacter pylori: Labortest zu Hause

Mit Heimtests lässt sich eine Infektion mit dem Magenkeim *Helicobacter pylori* nachweisen. Das Testsystem (Laborprobe: Blut, Stuhl) entdeckt im Blut vorkommende Antikörper gegen den Keim. Bei negativem Ergebnis liegt keine Infektion vor.

Anwendung: Mit der beigelegten Lanzette wird die Fingerkuppe angestochen, um einen Blutstropfen zu gewinnen, der auf das Probenfeld einer Testkassette aufgebracht wird. Nach 30 Sekunden werden einige Tropfen einer Pufferlösung auf ein Pufferfeld der Testkassette gegeben. 10 Minuten später kann das Ergebnis abgelesen werden: Zwei violette Linien auf dem Probenfeld zeigen den Antikörpernachweis an. Eine Infektion liegt dann vor. Der Test ist zu einem beliebigen Zeitpunkt anwendbar. Es wird auch ein Stuhltest angeboten.

Kosten: Ein Set mit Teststreifen kostet etwa 15 €, eine Zehnerpackung etwa 30 €. Der Stuhltest kostet etwa 37 €.

DIFFIZILER ARTGENOSSE

Eigentlich ist er ein recht unauffälliger Mitbewohner im Darm, hat aber auch seine Schattenseiten: *Clostridium difficile* ist ein Stäbchenbakterium, das für Gesunde harmlos ist, wenn es im artenreichen Darmbiotop vorkommt. Bis zu vier Prozent der Bevölkerung sollen den Keim mit sich herumtragen. Da Luft und Wasser für *C. difficile* tödlich sind – er ist Anaerobier –, macht er sich durch Verkapselung in Sporen sauerstoffresistent. Clostridiensporen sind in der Umwelt allgegenwärtig – zu Lande, zu Wasser und in der Luft. Wie andere Mitglieder seiner Art (etwa *Clostridium botulinum*) produziert der Keim Giftstoffe (Enterotoxin A, Zytotoxin B).

Richtig gefährlich kann es nach einer Antibiotikatherapie werden. Dann wittert der Keim Morgenluft und breitet sich ungehindert im Darm aus. Sein Bakteriengift hat die unangenehme Eigenschaft, dass es schwere Entzündungen mit Durchfall verursacht und Darmschleimhaut zerstört. Eine lebensbedrohliche Blutvergiftung droht, wenn die Clostridien ins Blut gelangen.

Kein Wunder, dass dort, wo häufig Antibiotika benutzt werden (im Krankenhaus), Clostridien besonders oft anzutreffen sind. Bis zu 40 Prozent der Krankenhauspatienten sollen mit *C. difficile* besiedelt sein. Mangelnde Hygiene verbessert die Überlebenschance der Keime. In letzter Zeit häufen sich Epidemien mit besonders gefährlichen Varianten des Bakteriums sowie mit Antibiotikaresistenzen. Solche Problemkeime werden heute zunehmend auch außerhalb von Kliniken beobachtet. Ein Großteil der wenige Wochen alten Säuglinge soll bereits mit dem Bakterium besiedelt sein.

Das Stäbchenbakterium *Clostridium difficile* ist deshalb ein problematischer Darmkeim, weil es sehr resistente Sporen bildet.

Zur Behandlung der schweren Infektionen werden Reserveantibiotika wie Vancomycin (noch) erfolgreich eingesetzt. Manchmal hilft aber nur die komplette Vernichtung der Darmflora mit anschließender bakterieller Neubesiedelung durch eine Stuhltransplantation – Kot hat auch seine guten Seiten!

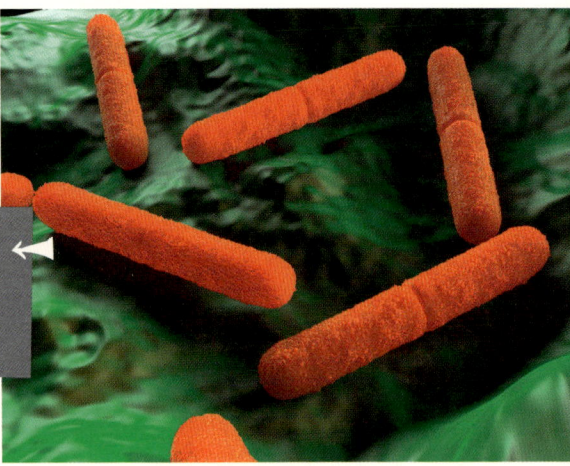

TIERISCHE STÄBCHEN

Salmonellen sind stäbchenförmige Bakterien, die in unserem Gedärm absolut unerwünscht sind. Sie sind sehr reiselustig und auf dem gesamten Planeten bei wechselwarmen (Reptilien) und gleichwarmen Tieren (Kalt- und Warmblüter, Hühner, Nagetiere und Schweine) anzutreffen. Außerhalb von Tieren können sie in getrocknetem Kot bis zu zweieinhalb Jahre Winterschlaf halten – bis sich ein leichtsinniges großes Tier mit ihnen ansteckt. Das bekommt dann allerheftigsten Durchfall. Eine salzkorngroße Ladung Salmonellen (ca. 5 Millionen Keime) zwingt jeden Riesen auf den Topf.
Salmonellen sind das Paradebeispiel für hausgemachte Katastrophen in Zeiten globaler Ökonomie und Massentierhaltung. Vor allem Käfiggeflügel bekommt häufig mit Salmonellen kontaminiertes Futter vorgesetzt. Durch undichte Eierschalen gelangen die Keime in die Eier. Richtige Wellnessoasen für Salmonellen sind

Wasserbecken, durch die getötete Tiere vor dem Einfrieren gezogen werden. Wahrlich keine besonders appetitliche Vorstellung.
Sie sind gut beraten, Eier aus regionaler Bioproduktion zu bevorzugen. Für das Brathuhn gelten Garzeiten von mindestens zehn Minuten bei mehr als 75 Grad als sichere Bank.
Salmonellen mögen kein saures Milieu, weshalb sie (wenn sie nicht als Invasion auftreten) oft die Magensäure nicht überleben. Hygiene ist dennoch erste Pflicht, um sich vor Salmonellen zu schützen, Hände waschen inklusive. Hier die Küchentipps zur Salmonellenabwehr:

- Benutzen Sie Schneidbretter aus Glas oder Plastik (statt Holz). Sie können besser abgewaschen werden als die Rillen im Holz.
- Waschen Sie alles, was mit rohem Fleisch oder mit Eierschale in Berührung kommt, heiß und gründlich ab: Hände, Schneidbretter, Besteck, Schwämme, Salatsiebe und dergleichen.

KATZ UND MAUS

Der Mikroorganismus *Toxoplasma gondii* ist ein Bewohner des Katzendarms. Er wird wenig schmeichelhaft als Parasit bezeichnet, weil er von Wirt zu Wirt hüpft und angeblich nur am eigenen Wohlergehen interessiert ist. Im Wirtsdarm vermehren sich die Winzlinge. Das ist aber nur eine Zwischenstation auf dem Weg zum Menschen (Zwischenwirt), wo sie für Schwangere und ungeborene Kinder eine Gefahr darstellen. Toxoplasma ist ein gutes Beispiel dafür, wie winzig kleine Tierchen auch ganz große Tiere manipulieren können. Toxoplasmose ist eine einmalige Katzenkinderkrankheit. Toxoplasmen landen im Kot und sind nach zwei Tagen ausgereift und reisefertig – sie haben dann bis zu fünf Jahre Zeit für die Wanderschaft. Katzenbesitzer können sich den Parasiten beispielsweise bei der Reinigung des Katzenklos einfangen. Weitere Toxoplasmaquellen sind rohes Fleisch sowie ungewaschenes Obst und Gemüse – weil Katzen gerne draußen herumstreunen. Gesunde Erwachsene spüren meist nichts von der Infektion. Toxoplasmen sind relativ ruhige Mitbewohner – und wir werden sie so gut wie nie

mehr los. Bei infizierten Schwangeren können die Parasiten aber im Blut zum Kind gelangen und im Ernstfall eine Fehlgeburt auslösen. Wie clever diese Lebewesen in Wirklichkeit sind, wusste man erst, als eine britische Forscherin entsprechende Versuche angestellt hatte. Tatsächlich schafft es der Parasit, Nervenbotenstoffe so zu manipulieren, dass kleine graue Nagetiere (Zwischenwirt) zu echten Helden werden: Mäuse finden urplötzlich Katzenurin ganz unwiderstehlich und sind komplett angstbefreit. So sind sie für die großen Katzen leichte Beute. Die Erklärung dafür ist, dass Toxoplasmen Muskeln und das Gehirn (insbesondere den Mandelkern) als Wohnort bevorzugen. Möglicherweise beeinflussen die Parasiten Angst-, Geruchs- und Verhaltenszentren im Gehirn, was dazu führt, dass Infizierte jegliches Risikobewusstsein vermissen lassen. Vielleicht fahren viele Kamikaze-Raser auf der Autobahn ja unter dem Kommando von *Toxoplasma gondii* herum – eine Studie mit knapp 4000 jugendlichen Autofahrern lässt darauf schließen, dass da was dran ist. Wer weiß.

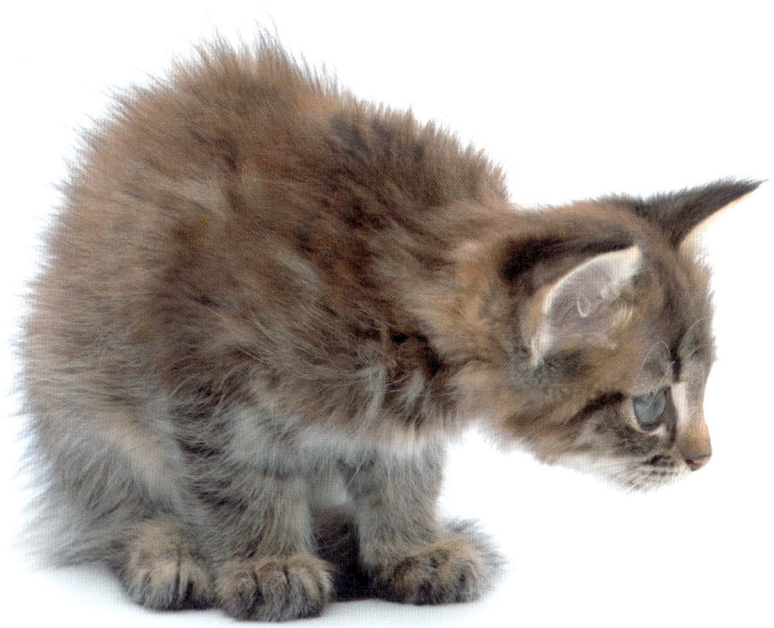

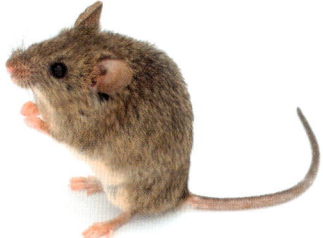

Der Mikroorganismus *Toxoplasma gondii* macht die Maus zum mutigen Kämpfer.

43

DA IST DER WURM DRIN

Er ist einer der ältesten bekannten ungebetenen Gäste des menschlichen Darmtrakts: der Madenwurm. Auch ihm werden nur egoistische (parasitische) Motive unterstellt, was seinen Aufenthalt als Mitbewohner betrifft – richtig, alles hat zwei Seiten. In 10 000 Jahre altem versteinerten Kot hat man Wurmeier nachgewiesen. Dass die Menschen sesshaft wurden und Ackerbau betrieben, hat dem Wurm gefallen: viele neue Herbergen in der Umgebung! Auch die antike griechisch-römische Medizin kannte sich mit Wurmbefall und seinen Folgen bereits gut aus.

Für den Madenwurm kommen ausschließlich Menschen als Gastwirte in Frage. Ob es sich um reiche oder arme Gastwirte handelt, ist dem Wurm egal. Hauptsache, der Wirt hat einen Darm. 500 Millionen Menschen sollen sich jedes Jahr weltweit infizieren. Jeder zweite Mensch auf Erden hat mindestens ein Mal im Leben mit dem madigen Untermieter zu tun gehabt. Manche merken gar nichts davon, andere bekommen Bauchschmerzen, Durchfall oder eine chronische Blinddarmentzündung.

Die Geheimwaffe des Wurms sind die klitzekleinen Eier. Sie wandern vom Mund ihres Wirts in den Dünndarm, wo sich nach sechs Stunden Larven entwickeln, die dann weiter in den Blinddarm wandern. Dort saugen sie sich fest und warten auf vorbeikommende Mahlzeiten. Das wäre es dann gewesen. Aber wie kommen die Eier in den Mund, wenn es im Darm immer nur abwärts geht? Hier die Lösung: Frau Wurm kriecht nachts, wenn der Herbergsvater schläft, zum Anus und legt dort ihre Eier ab. Das juckt ordentlich und der Wurmbesitzer kratzt sich dann hintenrum – und wer wäscht sich im Halbschlaf schon die Hände? Auf zum nächsten Gastgeber. Positiv sei vermerkt, dass ein einmaliges Gastspiel von Familie Madenwurm auch eine Trainingseinheit für das Immunsystem ist. Wurmbefall in der Kindheit schützt vermutlich davor, dass im späteren Leben schweres Asthma oder Diabetes auftreten. Da die Eier extrem langlebig sind, sollte man dennoch dafür sorgen, dass es bei einer einmaligen Begegnung mit den Tierchen bleibt. Medikamente (z. B. Albendazol) drehen den Zuckerhahn für den Wurm zu. Er bekommt nichts mehr zu essen und stirbt dann den Hungertod. Hände waschen, Bett- und Unterwäsche täglich wechseln und bei mindestens 60 Grad waschen hilft dabei, die infektiösen Wurmeier auszumerzen.

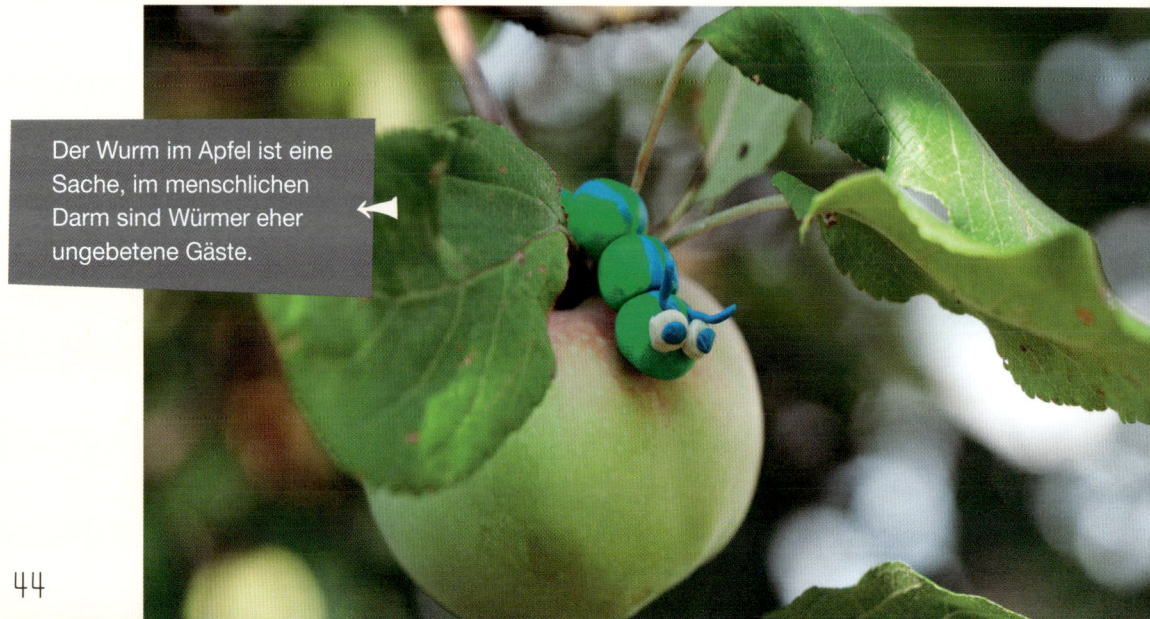

Der Wurm im Apfel ist eine Sache, im menschlichen Darm sind Würmer eher ungebetene Gäste.

AUFRUHR IM DARM

Wo so viele verschiedene Bakterienvölker auf engem Raum leben, da geht nicht immer alles glatt. Grundsätzlich haben sich die Bakteriennationen mit der Erfahrung von Jahrmillionen politisch auf eine friedliche Koexistenz verständigt – zum Vorteil aller Beteiligten. Eine kluge Entscheidung: weniger Krieg und mehr Wohlstand für alle. Dennoch gibt es genügend Ursachen dafür, dass das Gefüge des Darmbiotops durcheinander gerät oder tödlich bedroht wird. Hauptfeind Nummer eins ist der Mensch, der ab und an Antibiotika-Bomben in den Darm wirft oder durch seltsame oder einseitige Ernährung den Bakterienstaat in Aufruhr versetzt. Dann kämpfen manche Bakterienvölker um ihr Überleben und die Immunpolizei macht mobil. Mit den bekannten Folgen: Blähungen, Durchfall und Bauchschmerzen.

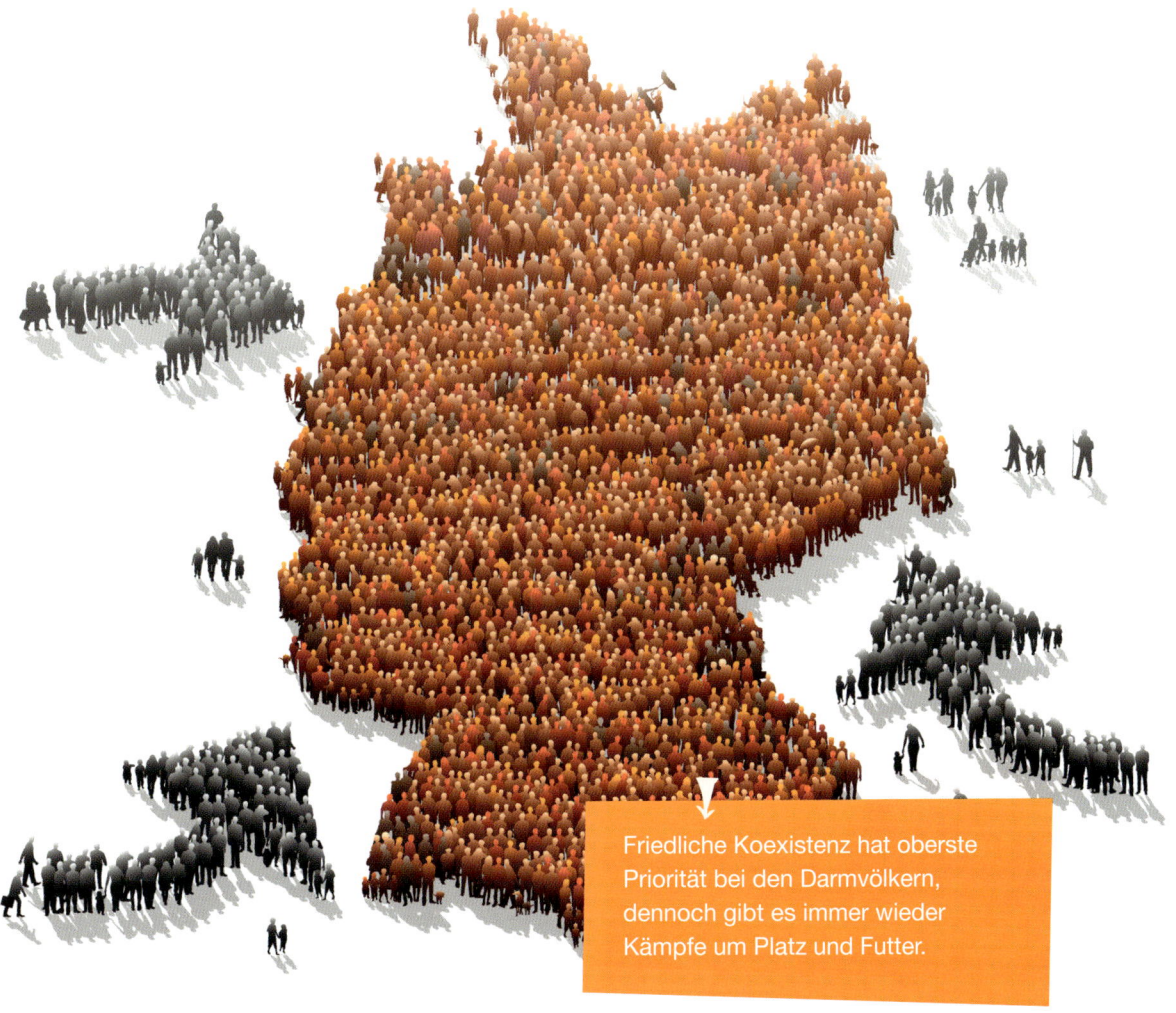

Friedliche Koexistenz hat oberste Priorität bei den Darmvölkern, dennoch gibt es immer wieder Kämpfe um Platz und Futter.

FORTBILDUNG FÜR DAS IMMUNSYSTEM

Bei der natürlichen Geburt passieren zwei Dinge. Erstens: Ein neuer kleiner Mensch erblickt das Licht der Welt – das sieht man. Zweitens: Der neue Mensch bekommt auf seinem Weg in die Welt einen kompletten Überzug mit Millionen Bakterien verpasst – das sieht man nicht. Warum ist es so wichtig, dass ein neuer Erdenbürger am Anfang seines Lebens durch ein Vollbad aus Blut, Schweiß und Tränen gezogen wird – das komplette Gegenteil von keimfrei und hygienisch? Babys wachsen in der Gebärmutter steril heran. Sobald die Fruchtblase undicht wird und platzt, stürzen sich Armeen von Mikroorganismen auf den kleinen Körper, um ihn zu besiedeln. Das Neugeborene besteht dann aus 90 Prozent Bakterienzellen und 10 Prozent Menschenzellen.

Die erste Besatzung von Mitbewohnern besteht aus mütterlichen Keimen der Vaginal- und Darmflora und Hautkeimen von der Mutterbrust. Da das Immunsystem des Säuglings noch jungfräulich ist, beginnt nun eine erste Kennenlernphase. Häufige Hautkontakte mit der Mutter und Stillen sind die idealen Voraussetzungen dafür, dass das Kind ein starkes Immunsystem und eine gesunde Darmflora mitbekommt. Hat ein Kind im ersten Lebensjahr zu wenig Bifidobakterien im Darm, steigt die Wahrscheinlichkeit für Übergewicht im späteren Leben. Zudem kommen aus der Muttermilch Antikörper, die schädliche Bakterien abfangen können – ein Stück Nachhilfe für das junge Immunsystem.

Bis zum dritten Lebensjahr stecken Kinder alles Mögliche in den Mund, um die Welt zu erkunden. Das ist gut für die Weiterentwicklung der kognitiven Fähigkeiten und der sinnlichen Erfahrungen. Es ist aber auch gut für das Immunsystem, das eine große Bibliothek von „Freund und Feind" anlegen kann, was Mikroorganismen betrifft. Jeder Mensch auf jedem Erdteil bekommt so eine individuelle, einzigartige und genau passend auf die eigenen Bedürfnisse zugeschnittene Darmflora –

mit einem genau dazu passend arbeitenden Immunsystem. Durch Stuhlanalysen bei Säuglingen kann man heute feststellen, ob die vorliegende Darmflora in naher Zukunft für ein erhöhtes Allergie-, Asthma- oder Neurodermitis-Risiko prädestiniert ist. Alles bestens bis hierhin.

In der wirklichen Welt kommen aber ein Drittel der Kinder in Industriestaaten via Kaiserschnitt keimfrei zur Welt – also ohne schützenden Bakterienüberzug. 100 Prozent Hygiene und

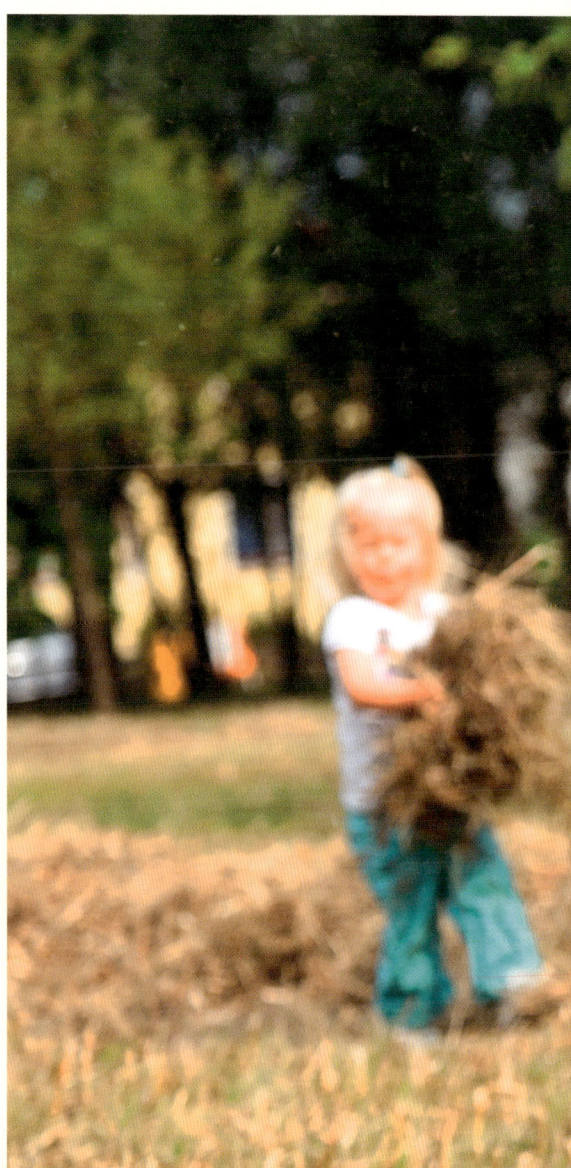

auch noch eine Antibiotika-Prophylaxe für die Mutter! Da muss zwangsläufig die Fortbildung für das Immunsystem mangelhaft bleiben, könnte man denken. Genau so ist es. Die Konsequenzen fehlender Immunkompetenz sind mitunter dramatisch.

Kaiserschnittkinder bekommen häufiger Allergien, Asthma, Verdauungsprobleme, Übergewicht, Autismus und Autoimmunerkrankungen. Und drei Viertel der Kaiserschnittbabys fangen sich

auch noch Krankenhauskeime ein. Tatsächlich gibt es eindeutige Hinweise darauf, dass eine mangelhafte Kolonisierung des Darmbiotops zur erhöhten Häufigkeit bestimmter Erkrankungen beiträgt. Die radikale Problemlösung besteht darin, dass man Kaiserschnittbabys nach der Entbindung absichtlich mit Lactobazillen der Mutter kontaminiert – Hygienefans wird das nicht gefallen, aber es geht um die gesunde Zukunft der Kinder!

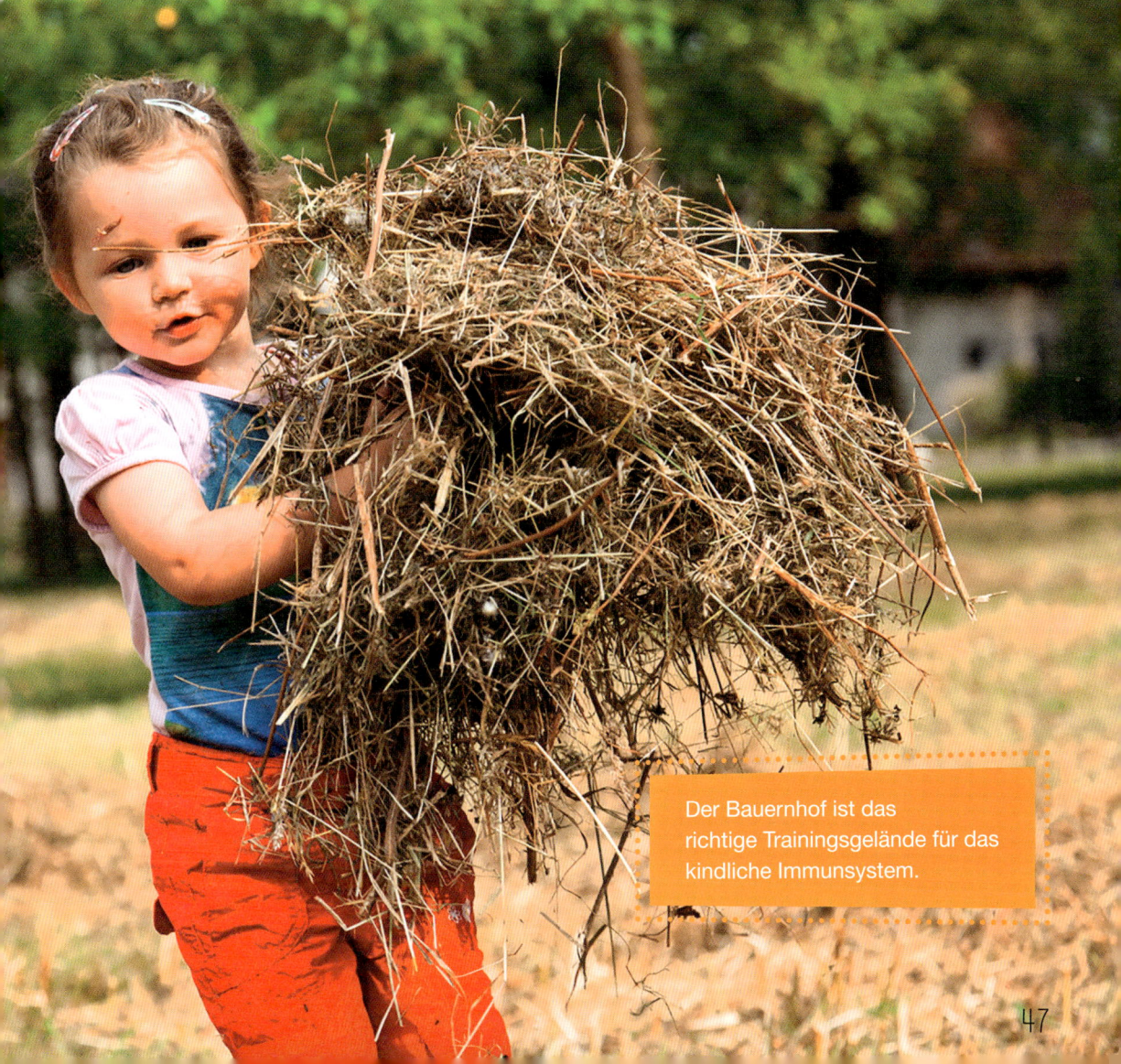

Der Bauernhof ist das richtige Trainingsgelände für das kindliche Immunsystem.

FLUKTUIERENDE BAUCHGEFÜHLE

Der Darm hat etwa 500 Millionen Nervenzellen. Bislang ist noch völlig unklar, wofür diese Nervenzellen eigentlich zuständig sind. Man weiß aber, dass die Hauptverbindung vom Darm zum zentralen Nervensystem über den Nervus vagus läuft, eine Hauptkomponente des autonomen Nervensystems. Es ist auch bekannt, dass solche Nerveninfos im Thalamus und höheren Nervenzentren landen, wo die Entscheidungen getroffen werden: Reagieren? Ja oder nein? Wenn ja, wie?

Das autonome Nervensystem ist am Stressmanagement beteiligt und an der Energieverteilung, wenn Not am Mann ist. Das führt unter anderem dazu, dass bei Stress von oben verordnet wird, dass der Darm weniger Blut bekommt, weniger Energie zur Verfügung hat und die Darmschleimhaut weniger schützenden Schleim produziert. Dann wittern manche Darmbewohner Morgenluft und vermehren sich. Stress verändert somit auch die Zusammensetzung der bakteriellen Mitbewohner. Auf Dauer kann dies Turbulenzen im Bauch auslösen. Das heißt: Nehmen Sie sich Zeit und Muße beim Essen, damit Ihre Darmflora nicht durch Stress bei der Verdauungsarbeit gestört wird.

Man weiß, dass Angstzustände und depressive Störungen sehr häufig zusammen mit Magen-Darm-Erkrankungen auftreten. Zwei Drittel aller Patienten mit chronischer Darmentzündung berichten auch über psychiatrische Beschwerden – Probleme, die sie nicht hatten, als der Darm noch gesund war. Man vermutet zudem, dass eine abnorm konfigurierte Darmflora Autismus begünstigt. Bewiesen ist hier noch nichts.

Dennoch vermitteln Darmbakterien viele verschiedene Vorgänge und Wirkungen: Sie erzeugen Botenstoffe (Serotonin, GABA), die ins Blut und somit auch in das Gehirn gelangen; sie beeinflussen über darmeigene Nerven auch das zentrale Nervensystem. Ob man andersherum mit Lactobazillen im Joghurt Depression und Angstzustände günstig beeinflussen kann – was die Studie eines Probiotika-Herstellers ergab – bedarf belastbarer Belege.

SCHUTZTRUPPE GEGEN KREBS?

Keine Frage, ein gesunder Lebensstil und ein starkes Immunsystem schützen vor Krebs. Viele Nahrungsmittel – allen voran Obst und Gemüse – sollen krebsvorbeugend wirken, andere krebserzeugende Wirkungen haben. Was meist übersehen wird: Lebensmittel werden ja von Millionen kleinen Helfern im Darm in die Mangel genommen. Dabei können dann krebsfördernde oder krebshemmende Stoffe herauskommen, die ins Blut gelangen.

Heterozyklische Amine in angekohltem Fleisch werden beispielsweise im Dickdarm zu potenziell krebsauslösenden Substanzen umgebaut. Aus Ellagsäure (in Beeren und Nüssen) basteln Darmbakterien hingegen krebshemmende Urolithine.

Es ist also wieder mal beides möglich, „gut" und „böse". Man könnte sagen: Menschen, die zufällig eine optimale Darmflora haben, werden gesund alt – andere haben die „falschen" Mikroben im Darm und bekommen Krebs.

Eine Studie mit Mäusen, die aufgrund eines Gendefekts für Blutzellenkrebs (Lymphom) anfällig sind, untersuchte den Einfluss von Darmbakterien. Tiere, die mit *Lactobacillus johnsonii* gefüttert wurden, erkrankten deutlich seltener als eine Vergleichsgruppe. Außerdem war eine Schutzwirkung gegenüber Entzündungen zu beobachten.

Derzeit weiß man, dass Mikroben in Joghurt, Kefir und anderen fermentierten Milchprodukten krebsvorbeugend wirken und auch sonst sehr gesund sind. Andere Bakterien werden durch solche Lebensmittel dazu angeregt, allerlei kurzkettige Fettsäuren zu produzieren – statt Zucker und Stärke. Viele Tumoren schätzen Zuckerenergie. Zucker soll auch die Entzündungsneigung verstärken – ebenfalls ein Krebsfaktor.

Experimente an Mäusen zeigten, dass ein aus der Balance geratenes Darmbiotop 100 Mal mehr DNA-schädigende Bakterien enthalten kann. Der betreffende Kolibakterienstamm (NC101) wurde auch vermehrt bei Menschen mit entzündlichen Darmerkrankungen und Darmkrebs beobachtet. Kennzeichen der unbalancierten Darmflora sind Blähungen, Durchfall und Verstopfung – wen wundert's. Wer zum Beispiel das Klebereiweiß Gluten nicht verträgt und trotzdem weiter Glutenhaltiges isst (weil diese Unverträglichkeit nicht erkannt wurde), hat ein vielfach erhöhtes Darmkrebs- und Lymphom-Risiko.

Gesund und vermutlich auch krebsvorbeugend wirken Stoffwechselprodukte von Bakterien, wie Essig-, Butter- und Propionsäure. Sie liefern Energie, dämpfen Entzündungsprozesse, unterstützen die Funktion der Darmbarriere und produzieren Botenstoffe, die die Teilungsrate von Krebszellen verlangsamen. Wer seinen Darmbakterien gesundes Futter anliefert – zum Beispiel Beeren und Nüsse, die das Polyphenol Ellagsäure enthalten –, wird wahrscheinlich auch von der krebsvorbeugenden Stoffwechselarbeit seiner Darmflora profitieren. Die Schlankmacher-Mikroben Bacteroides gehören auf jeden Fall zur Schutztruppe gegen Krebs.

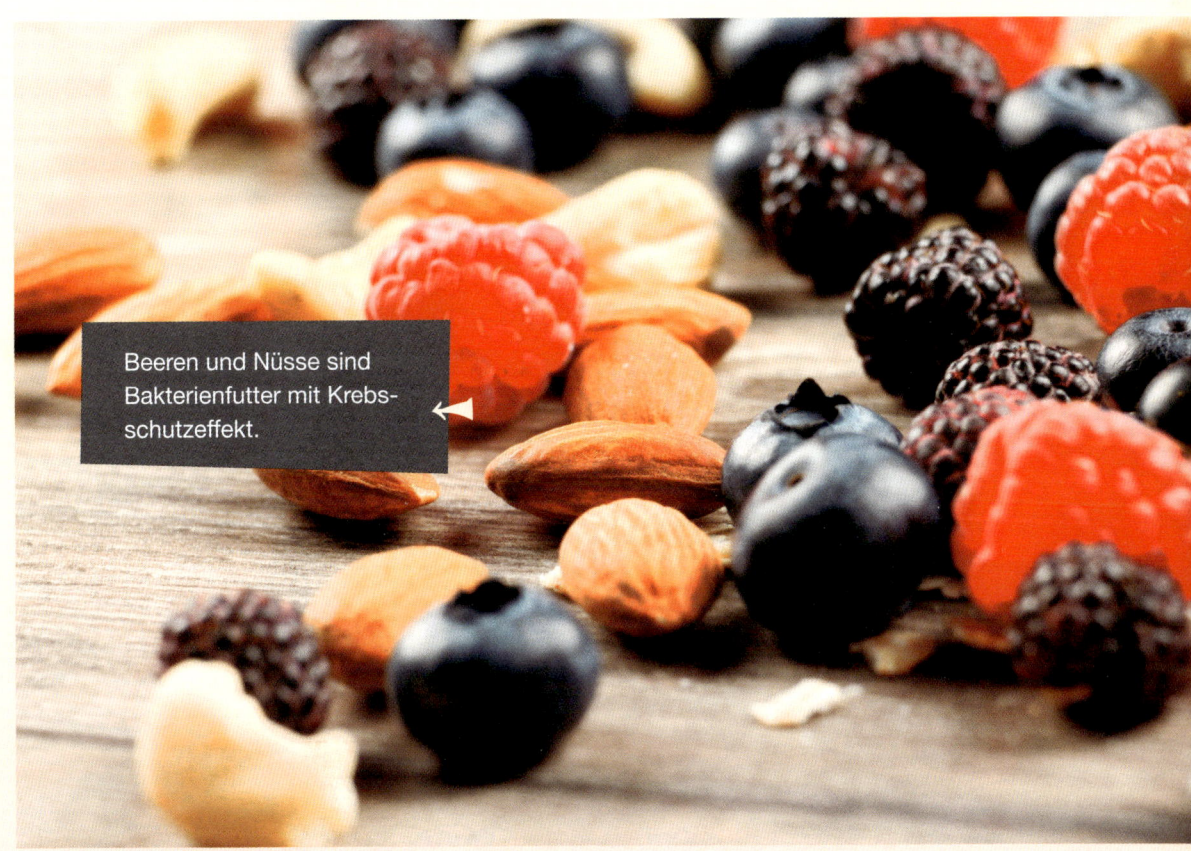

Beeren und Nüsse sind Bakterienfutter mit Krebs-schutzeffekt.

ANTIBIOTIKA-GRANATEN

Es ist ein Science-Fiction-Szenario. Aliens haben die Erde überfallen. Der Reichstag liegt in Schutt und Asche. Das Ende der Menschheit naht. Im Bunker fragt der Präsident: Was können wir tun? Ein bebrillter Computer-Nerd sagt: Wir müssen ihre Kommunikationsstrukturen kennenlernen und ausschalten. Der Kriegsminister hält dagegen: Wir müssen unsere Superduper-Bomben einsetzen. Wir machen sie platt, ratzfatz. Der Präsident sagt: Dann machen sie das, aber ratzfatz! Und so fallen überall Superduper-Bomben auf das Land und es versinkt noch mehr in Schutt und Asche. Freund und Feind sterben reichlich. Aber plötzlich schlagen die Aliens mit unschlagbaren Anti-Superduper-Bomben zurück. Das Ende der Menschheit ist besiegelt.

In Deutschland werden pro Jahr 1,7 Millionen Kilogramm (Superduper) Antibiotika-Bomben in der Massentierhaltung abgeworfen. Weltweit sind es 10 000 Tonnen Antibiotika für Schweine, Hühner und Kühe. Menschen schlucken außerdem 1300 Tonnen Antibiotika pro Jahr. Das kann auf Dauer nicht gutgehen.

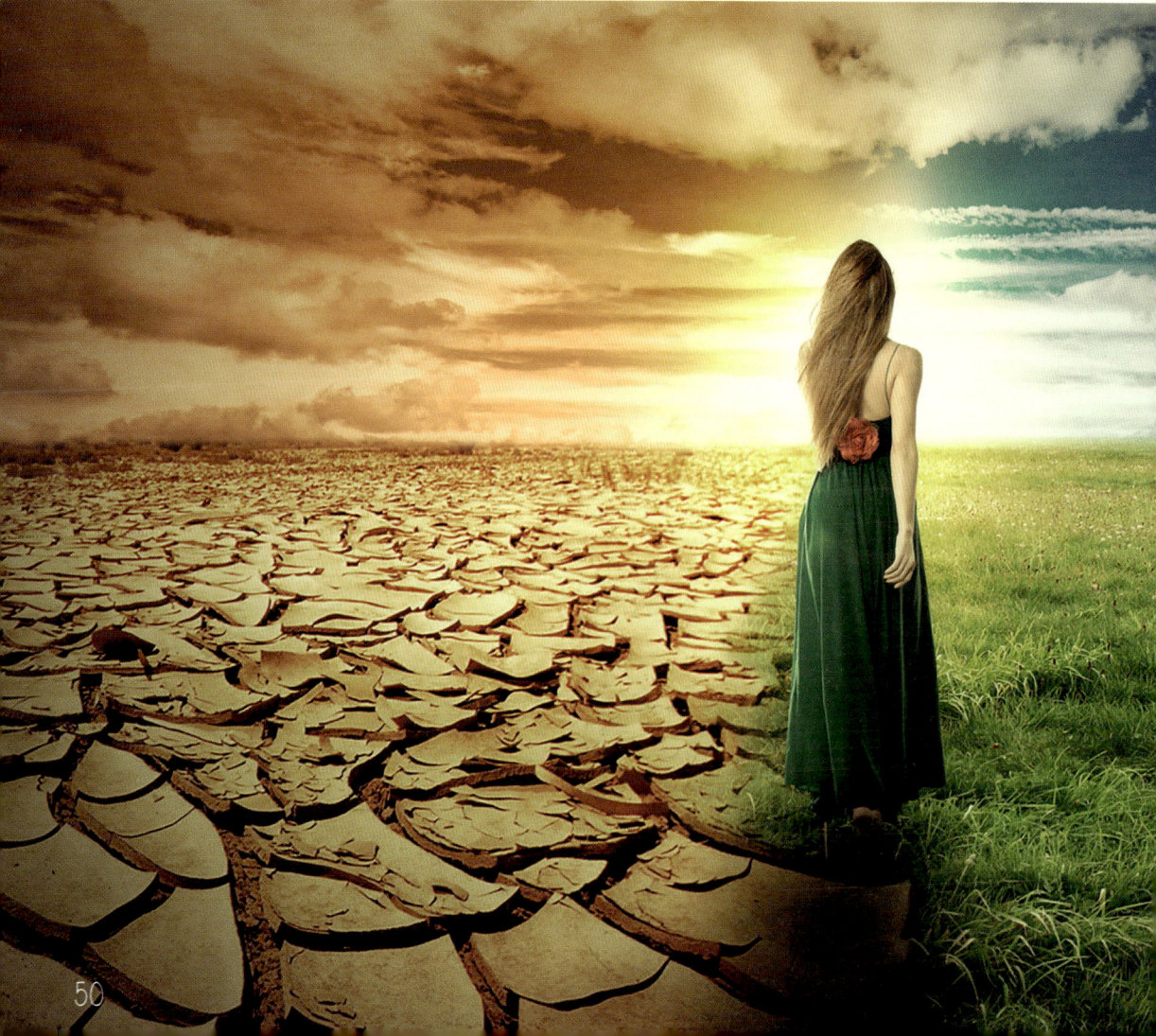

Antibiotika sind eine Erfindung von (Alien) Bakterien und Pilzen. Wie anders hätten sie sich über Jahrmillionen im Kampf ums Überleben behaupten können? Der Mensch hat erst vor kurzem (seit 70 Jahren) einiges abgekupfert und wirksame moderne Antibiotika entwickelt. Medizin-Kriegsminister haben dann den totalen Krieg gegen Bakterien ausgerufen und am Superduper-Waffenhandel ordentlich verdient. Man hätte auf den bebrillten Nerd hören sollen. Heute ist (und er war es bereits damals) der Krieg gegen die Keime verloren. Antibiotika hätten eine gute Sache sein können, wenn man sie mit Vorsicht und Verstand benutzt hätte. Das ist dem Menschen leider nicht gegeben: Wer sorglos bei jedem Hustenanfall Antibiotika verordnet bzw. schluckt, muss sich nicht wundern, wenn clevere Bakterien erfolgreich zurückschlagen.

Der Kollateralschaden, den Antibiotika bei der Darmflora verursachen, ist bedenklich. Viele harmlose und nützliche Darmbewohner werden durch sie dahingerafft. Und der verbliebene Rest kämpft ums Überleben und produziert Energie ohne Ende. Ein Zeichen dafür ist die Gewichtszunahme, die man nach Antibiotikagabe in der Tiermast erzielt. Deshalb werden sie dort ja benutzt! Ein eklatantes Desaster ist die Resistenzentwicklung von Krankmacherkeimen, die durch Antibiotika weltweit beschleunigt wird. Was wollen Sie tun, wenn auch die letzten Reserveantibiotika bei Pest, Cholera und Lungenentzündung versagen? Richtig: sterben.

Antibiotika töten nicht alle Darmbewohner, verändern aber die Balance nachhaltig. Manche Arten überleben (z. B. Lactobazillen), andere sterben aus. Die Artenvielfalt ist dahin. Es kann Monate dauern, bis die Flora renaturiert ist – und sie wird dann anders aussehen als vorher.

Die längere Einnahme von Antibiotika führt Studien zufolge bei Erwachsenen (wie bei den Nutztieren) zur Gewichtszunahme. Hochgradig besorgniserregend ist die Antibiotikaanwendung bei Kindern und Säuglingen. Studiendaten weisen darauf hin, dass Antibiotika in der Kindheit das Risiko für chronisch-entzündliche Darmerkrankungen, für Asthma und Immunstörungen, für Glutenunverträglichkeit und Zöliakie im späteren Leben erhöhen. Auch für die Entwicklung der höheren Hirnfunktionen bei Kindern, für Lernen und Verstehen sind Bakteriengifte Gift. Hören Sie auf Ihren inneren Nerd und traktieren Sie Ihr Darmbiotop nur im äußersten Notfall mit Superduper-Antibiotika.

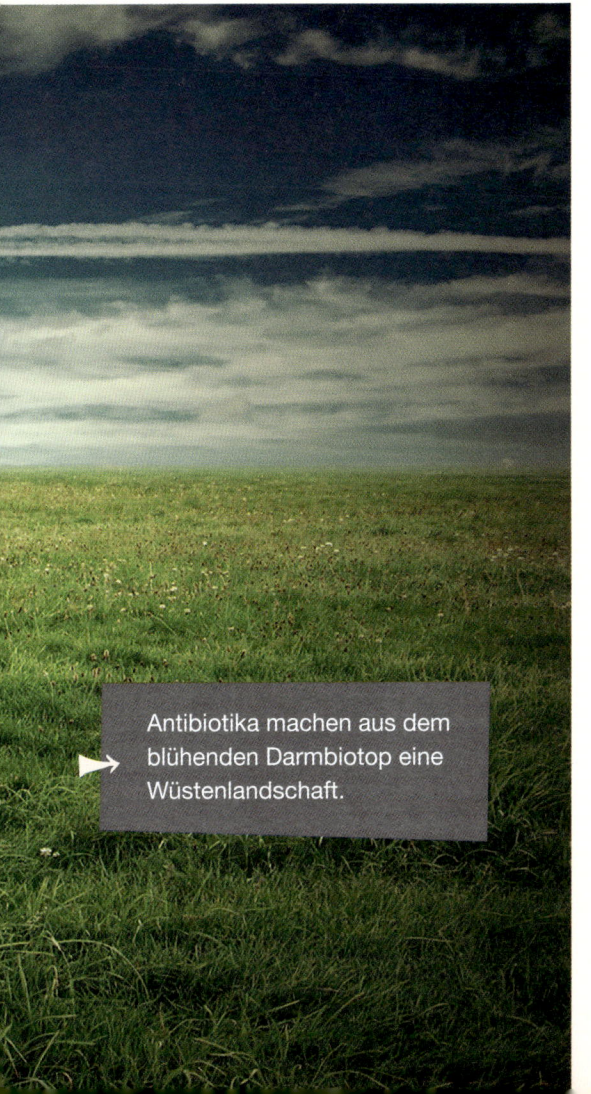

Antibiotika machen aus dem blühenden Darmbiotop eine Wüstenlandschaft.

Renaturierung der Darmflora

Normalerweise sind die Anteile der verschiedenen Bakterien optimal ausgewogen, angepasst und im Gleichgewicht. Durch Einnahme von Antibiotika werden auch die nützlichen Bakterien der Darmflora angegriffen und vernichtet. Das Keimspektrum der Darmflora gerät außer Balance. Dadurch kommt es zu Verdauungsproblemen und einer gewissen Abwehrschwäche. Die Darmsanierung nach Antibiotikagabe umfasst die Ausleitung von Giften, die Wiederherstellung der Balance der Darmflora, die Anwendung von Präbiotika, Probiotika und Bitterstoffen und eine allgemeine Abwehrstärkung. In jedem Fall sollten Sie während der gesamten Regenerationsphase reichlich Wasser trinken, um die Ausschwemmung von Giftstoffen zu verbessern – am besten mindestens zwei Liter pro Tag.

Ausleitung von Giftstoffen

Nach einer Antibiotikagabe müssen Rückstände der Arzneimittel und andere belastende Giftstoffe aus dem Körper entfernt werden. Hierbei können ausleitende Organe wie die Nieren, die Leber und die Haut mithelfen.

- Pflanzen, die Senfölglykoside enthalten, binden Giftstoffe: zum Beispiel Brunnenkresse, Knoblauch oder Bärlauch.
- Löwenzahn, Mariendistel, Wermut und Artischocke unterstützen die Leberfunktion.
- Schweißproduktion fördert die Ausscheidung von Giften über die Haut: Holunder, Lindenblüten oder Klettenwurzel wirken schweißtreibend.
- Birkenblätter, Goldrute oder Zinnkraut wirken harntreibend über die Nieren.

Eine Teemischung mit je einem Kraut der genannten Kategorie (maximal vier Kräuter parallel, insgesamt 200 Gramm) sollte dreimal täglich, frisch aufgebrüht, getrunken werden (eine Tasse); dies fördert die Ausleitung. Nach vier Wochen können Sie die Teekur mit vier anderen Pflanzen wiederholen.

Rebalancing

Mit einer Ernährung, die reich an Nähr- und Ballaststoffen ist, wird der Genesungsprozess der Darmflora wirksam unterstützt. Empfehlenswert sind vor allem reichlich frisches Obst und Gemüse (roh oder leicht gedünstet), frische Kräuter, Vollkorngetreideprodukte, Nüsse und Samen sowie Pflanzenöle. Gleichfalls empfehlenswert sind Biomilch, Frischkäse, Butter- und Dickmilch, Naturjoghurt, Magerquark, frischer Fisch, Hülsenfrüchte und Sojaprodukte.

Präbiotika und Probiotika

- Zur Unterstützung der Regeneration der Darmflora sind Präbiotika wie Inulin, das in Artischocken, Chicorée, Topinambur, Löwenzahnwurzeln, Schwarzwurzeln und Pastinaken enthalten ist, sehr hilfreich. Inulin kann von körpereigenen Darmbakterien gut verstoffwechselt werden.
- Probiotika sind Bakterien, die die Darmfunktion günstig beeinflussen. Hierzu gehören Bifido- und Milchsäurebakterien (Lactobazillen). Sie sind vor allem in sauren Milchprodukten wie Joghurt oder Kefir enthalten. Probiotika zur Nahrungsergänzung gibt es auch in der Apotheke.

Bitterstoffe

Bitterstoffe in Pflanzen gehören zu den besten Wirkstoffen, die die Verdauung und die Immunfunktion stärken. Sie fördern die Ausschüttung von Galle, was die Verdauung von Eiweiß, Kohlenhydraten und Fett unterstützt. Bitterstoffe helfen bei der Aufnahme fettlöslicher Vitamine und stabilisieren das Säure-Basen-Gleichgewicht. Lernen Sie Bitterstoffe in Nahrungsmitteln als wichtige und gesunde Vitalstoffe schätzen! Sie sind in Artischocken, Rucola, Radicchio, Endivien, Rosenkohl, Chicorée, Löwenzahn sowie in der weißen Substanz von Grapefruit, Orangen oder Granatäpfeln enthalten.

Abwehraufrüstung

Ein gesunder Lebensstil hilft nicht nur bei der Darmsanierung, sondern beschleunigt auch die Genesung im Krankheitsfall. Bewegen Sie sich viel an der frischen Luft, genießen Sie Sonne, Wind und Regen. Körperliches Training wie Lauftraining oder Fahrradfahren verbessert Ihre Fitness und ihre Abwehrkräfte. Heizen Sie Ihre Wohnung im Winter nicht zu stark; ziehen Sie stattdessen Pullover und warme Hausschuhe an. Wechselwarme Duschen stärken Ihre Abwehrkräfte. Sorgen Sie für erholsamen Schlaf, der die Regeneration des gesamten Körpers unterstützt. Gesunde, ausgewogene Ernährung mit reichlich frischem Obst und Gemüse trägt gleichfalls zur Stärkung der Immunfunktion bei.

Immunstärkende Heilkräuter sind beispielsweise Sonnenhut (Echinacea), Thymian, Kamille oder Ringelblume. Sie können, als Tee eingenommen, die Leistungsfähigkeit des Immunsystems wirksam unterstützen.

MANGO-HIMBEER-BOWL

Dieser leckere Smoothie hilft mit, die Darmflora nach Antibiotikagabe wieder zu regenerieren. Probiotischer griechischer Joghurt, Ballaststoffe aus Beeren und Vollkorn sind genau das, was ausgehungerte nützliche Keime brauchen.

Zutaten für 2 Portionen:
100 g Himbeeren
100 g Brombeeren
250 g Mango
1 Vanilleschote
50 g griechischer Joghurt
100 ml Milch
Mineralwasser oder Milch nach Belieben (eiskalt)

Topping:
Himbeeren
2 EL Vollkornflakes
1 TL Kokosnussstreifen ohne Schale, getrocknet

Zubereitung:
Die Himbeeren und Brombeeren verlesen und waschen. Die Beeren in eine flache Schale geben und 30 bis 40 Minuten in das Gefrierfach stellen. Alternativ auch TK-Beeren verwenden.
Inzwischen die Mango schälen und das Fruchtfleisch rund um den Kern abschneiden. Das Fruchtfleisch zerkleinern und in ein hohes Gefäß oder in einen Standmixer geben. Die Vanilleschote längs aufschneiden und die Schote vorsichtig öffnen. Dann mit dem Messerrücken das aromatische Mark herauskratzen und direkt zur Mango geben. Schließlich die gefrorenen Beeren, Joghurt und Milch sowie einen Schuss Mineralwasser hinzugeben. Die Mischung pürieren, bis sie sämig ist. Den Smoothie in die Schalen füllen und die getrockneten Kokosnussstreifen, die Himbeeren sowie die Vollkornflakes als Topping darauf geben. Jetzt steht dem gesunden Genuss nichts mehr im Weg!

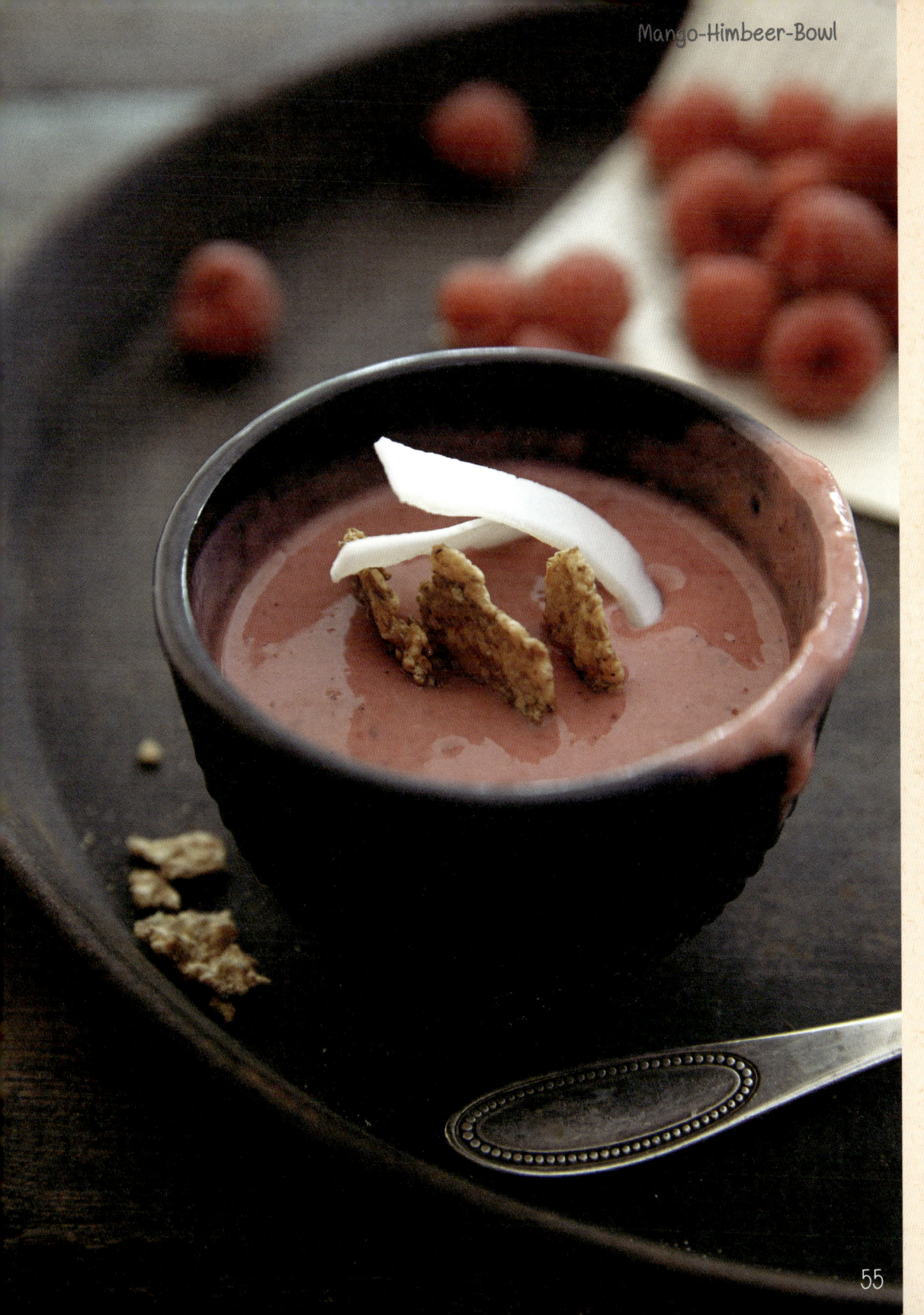

UNBERECHENBAR GEREIZT

Das menschliche Gehirn ist lernfähig – und zwar immer. Es lernt einfach alles! Das hat durchaus Nachteile, wenn es zum Beispiel um traumatische Erfahrungen geht und dann chronische Probleme wie Schmerz oder Tinnitus zurückbleiben. Auch das Reizdarm-Syndrom beruht wohl auf einem solch unerwünschten Lernprozess. Mindestens zehn Prozent der Weltbevölkerung sollen unter Reizdarmbeschwerden leiden. Symptome sind: plötzlicher Stuhldrang, Verstopfung, Durchfall, Bauchkrämpfe, Bauchschmerzen und Blähungen sowie Angst und Depression. Es betrifft häufiger Frauen, unter 50-Jährige und Geringverdiener. Lebensbedrohlich ist das Syndrom nicht, es kann aber das Leben zur Hölle machen.

Da das Darmhirn und das Großhirn gut vernetzt sind, kann es zu Fehl- oder Überinterpretationen von Nervensignalen kommen, wenn Unverträglichkeiten von Nahrungsmitteln, unerwünschte Mitbewohner oder Entzündungen im Darm gemeldet werden. Stress mit allen seinen Folgen (auch für die Verdauung) spielt auch eine große Rolle. Beim Reizdarm kann offenbar eine niedrige Reizschwelle dazu führen, dass das Großhirn permanent angeblich lebenswichtige Informationen von unten bekommt – die dann gelernt werden. Mit ärztlicher Diagnostik lassen sich solche abnormen Veränderungen selten nachweisen, dennoch ist die Problematik alles andere als bloß eingebildet.

Der hochsensible Darm meldet bei den Betroffenen viel zu schnell „virtuelle Probleme" nach

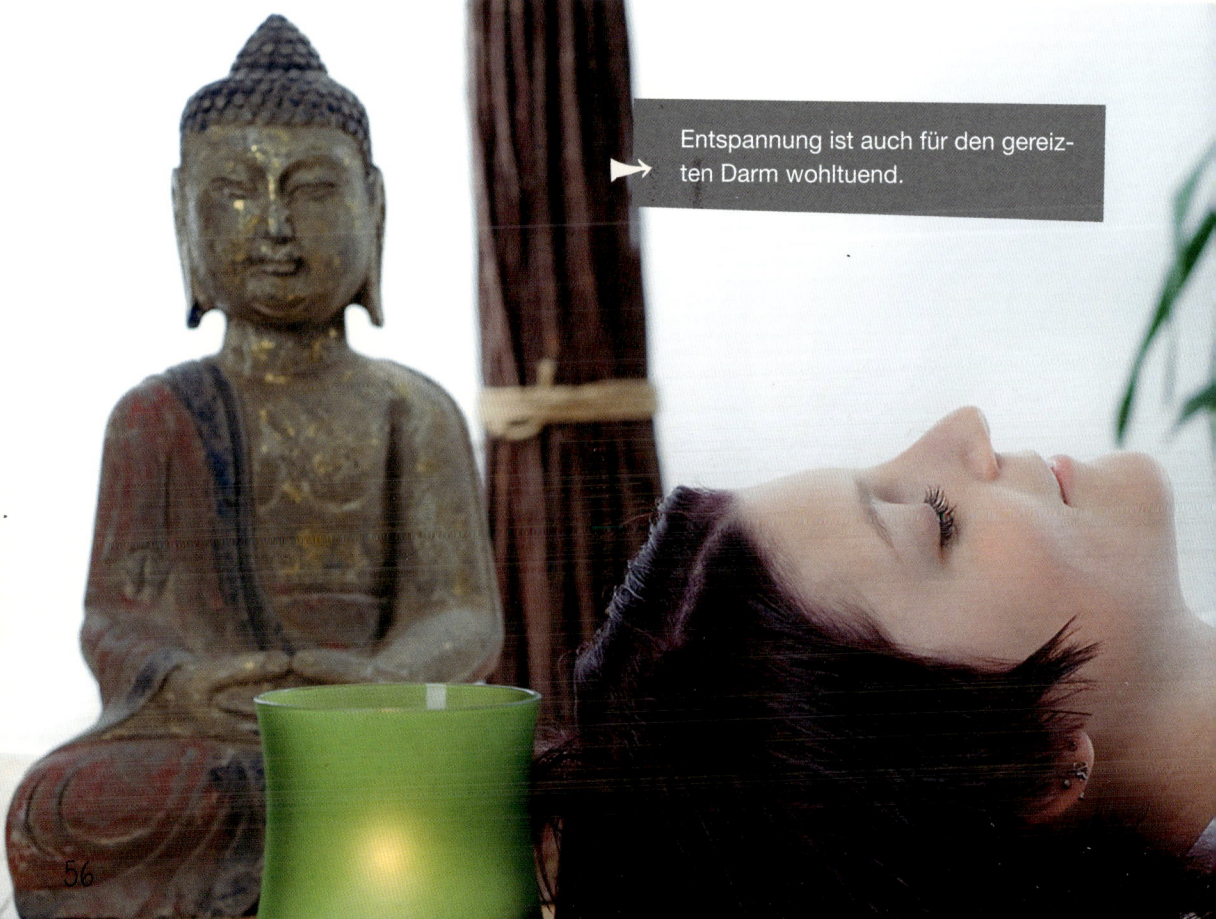

Entspannung ist auch für den gereizten Darm wohltuend.

HILFE, ENTZÜNDUNG!

oben. Die Folgen sind dann die real ausgelös-
ten Probleme unten mit Durchfall, Verstopfung
& Co. Als Auslöser der Reizbarkeit des Darms
werden Antibiotika, Nahrungsallergene, Stress
und eine unbalancierte Darmflora gehandelt.
Man vermutete auch ein Überwiegen bestimmter Bakterienstämme bei Betroffenen,
was gelegentlich erfolgreich mit Antibiotika
behandelt wurde. Protonenpumpenhemmer
gegen zu viel Magensäure stehen gleichfalls als
Auslöser im Verdacht. Am besten, Sie geben
Ihrem lernfähigen Großhirn Nachhilfe, indem
Sie in aller Ruhe die einzelnen Lektionen der
Darmreize durchgehen, um sie sich am Ende
vielleicht sogar „abzugewöhnen". Das klappt
mit der Hypnosetherapie oder Selbsthypnose
(Autogenes Training) in vielen Fällen sehr gut.

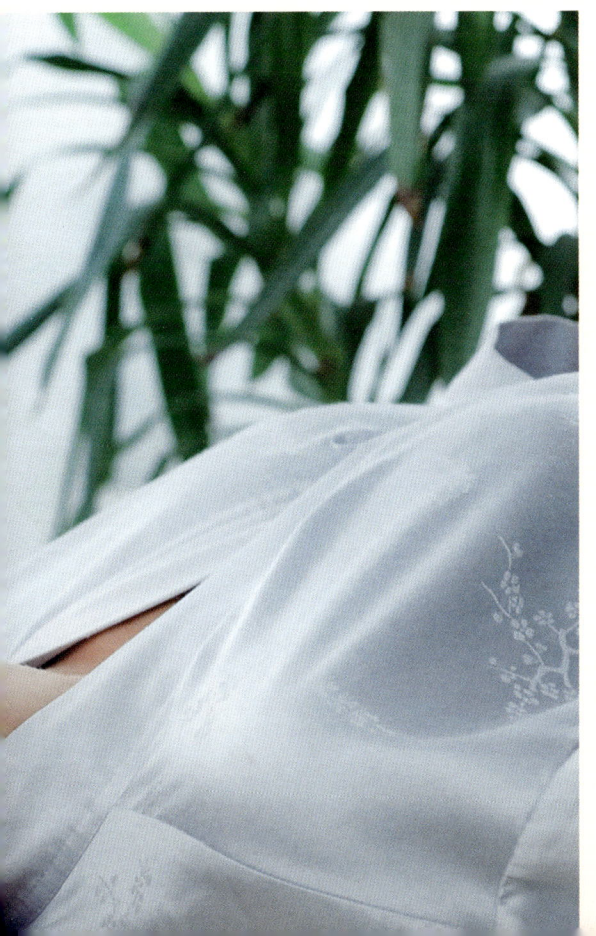

Dieselben Beschwerden wie beim Reizdarm
treten auch bei chronisch-entzündlichen Darmerkrankungen auf. Bei Morbus Crohn und Colitis
ulcerosa findet man echte (blutende) Wunden
an der Darmschleimhaut. In Deutschland leiden
etwa 300 000 Menschen an einer der beiden
Erkrankungen, bevorzugt Besserverdiener. Am
häufigsten weltweit findet man solche Erkrankungen in Nordamerika und Nordeuropa vor. Es wird
vermutet, dass der dortige ungesunde Lebensstil
eine wichtige Rolle spielt: Zu viel Zucker und zu
wenig Ballaststoffe sollen Entzündungsreaktionen
fördern. Randbemerkung: Wenn in der Jugend
der Wurmfortsatz („Blinddarm") entfernt wurde,
ist das spätere Risiko für Colitis ulcerosa niedriger
und für Morbus Crohn höher.
Morbus Crohn befällt immer nur bestimmte Darmabschnitte und kann im gesamten
Verdauungstrakt auftreten, Colitis ulcerosa
im gesamten Dickdarm. Man geht heute vom
Zusammenspiel vieler Auslösefaktoren aus:
genetische Veranlagung, Antibiotika in der Kindheit, Ernährung, Stress, ungünstige Darmflora
u. a. Sicher ist, dass etwas bei der Ausbildung
der Immunzellen schiefgelaufen ist. Chronisch-
entzündliche Darmerkrankungen gelten als
Autoimmunerkrankungen.
Eine Theorie besagt, dass sich unser Immunsystem
in desinfizierten und bakteriophobischen Zeiten
(paranoide Hygiene inklusive) langweilt: abgepack-
te verschweißte Lebensmittel, keimfreies Wasser
etc., hygienisch geputzte Wohnungen – wo bleiben
da spannende Begegnungen mit bakteriellen
Migranten? Also stürzt sich die hochgerüstete und
unterbeschäftigte Immuntruppe mit ganzer Härte
auf alles, was daherkommt – harmlose Gräser,
Pollen, Sporen, Milben – und knüppelt es gnaden-
los nieder. Wenn das stimmt, lassen sich damit die
zunehmenden Autoimmunerkrankungen, Allergien
und Darmprobleme erklären. Da hilft nur noch der
Urlaub auf dem Bauernhof, damit die Immuntruppe
wieder etwas zu tun bekommt.

LÖCHER IM DARM?

Der „löchrige" Darm (*Leaky gut syndrome*) ist ein hypothetischer, medizinisch nicht anerkannter „Zustand", der vor allem in der Alternativszene als Ursache zahlreicher (Autoimmun-)Erkrankungen und Befindlichkeitsstörungen favorisiert wird. Hintergrund dieser Hypothese ist die Beobachtung, dass die Entzündungsmarker im Blut bei Übergewichtigen erhöht sind. Diese subklinischen Entzündungen der Darmschleimhaut sollen dazu führen, dass unverdaute Nahrungsbestandteile leichter die Darmbarriere überwinden und das Immunsystem in Aufruhr versetzen. Dazu könnte man sagen: Subklinische Entzündungen kommen bei Gesunden zu jeder Zeit und überall im Körper vor – die Frage ist: Wie geht das Gesamtsystem damit um, wie reagiert es darauf? Hat es die allgegenwärtigen Minilöcher im Griff? Ja oder nein.

Kein Zweifel, eine intakte Darmbarriere ist wichtig für die Gesundheit. Genauso wichtig wie ein gesunder Lebensstil mit regelmäßiger Bewegung und abwechslungsreicher Kost. Das ist gut für den Menschen und für seine Darmflora. Sie brauchen wahrscheinlich keine Angstmache vor Darmlöchern mit den zugehörigen Versprechungen von Herstellen, die dieselben zu stopfen gedenken. Da es erst einmal gar kein solches „Syndrom" gibt, müssen Sie auch über keine „Behandlung" nachdenken.

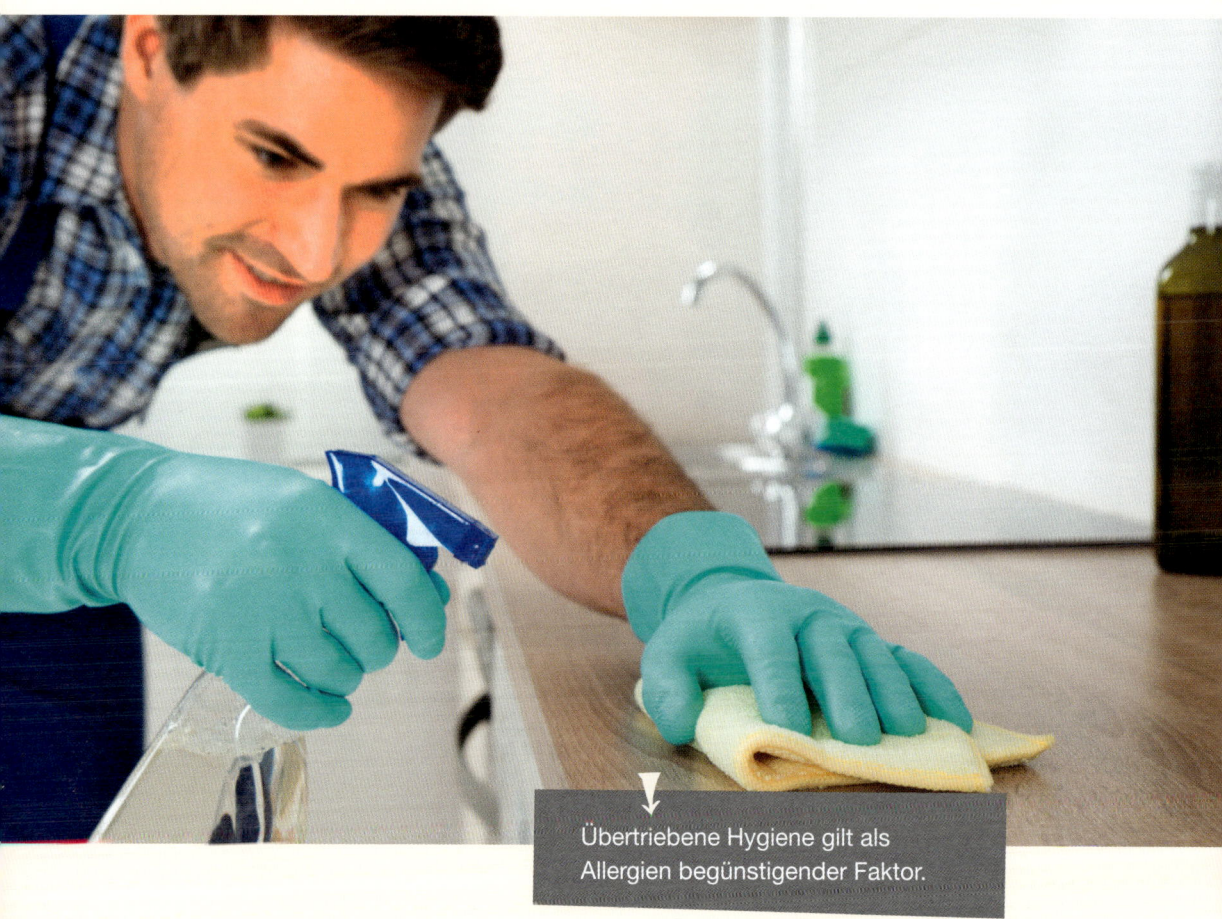

Übertriebene Hygiene gilt als Allergien begünstigender Faktor.

KLEBRIGES EIWEISS

Klebereiweiß ist ein Getreidebestandteil. Und das Immunsystem will – wie wir jetzt wissen – immer etwas zu tun haben: Es will spielen, die Bösen bekämpfen und die Guten beschützen. Wer wäre besser zum Spielen und Trainieren geeignet als unsere winzigen Mitbewohner im Darm! Vorausgesetzt, sie waren alle zur Schulzeit anwesend. Hat das jugendliche Immunsystem Defizite, kann es sein, dass es dann besonders empfindlich auf Pollen, Milcheiweiß oder eben auch Klebereiweiß (Gluten) reagiert – eine Kriegserklärung.

Auf die ganze Menschheitsgeschichte bezogen sind Milch und Getreide (Gluten inklusive Kohlenhydrate) so junge Nahrungserrungenschaften, dass nicht jeder menschliche Darm damit zurechtkommt. Im menschlichen Darm dringt Gluten teilweise unverdaut in Darmwandregionen vor, wo es unerwünscht ist und vom Immunsystem attackiert wird. Liegt eine genetische Glutenunverträglichkeit vor, Zöliakie genannt, führt der Kontakt mit Gluten zu Entzündungen oder Zerstörungen an der Darmschleimhaut. Die Immunpolizei stuft den Stoff als verdächtig ein. Eine Glutenüberempfindlichkeit betrifft deutlich mehr Menschen. Es kommt zu Bauchschmerzen oder Durchfällen, auch zu Wachstumsproblemen bei Kindern. Man kann nur hoffen, dass solche Fälle frühzeitig entdeckt werden. Am besten streichen Sie dann Weizen, Roggen, Gerste & Co. komplett aus der Ernährung. Bei Überempfindlichkeit kommt es zwar nicht zu merklichen Dünndarmschäden, aber so richtig gut geht es Ihnen damit auch nicht: unklare Verdauungsprobleme, Blähungen und viele weitere Befindlichkeitsstörungen.

Eine aufschlussreiche Studie mit genetisch vergleichbaren Kindern in zwei verschiedenen Staaten (Russland und Finnland) ergab, dass finnische Kinder deutlich häufiger als russische an Zöliakie litten. Die Ernährungsweise in beiden Kollektiven unterschied sich nicht signifikant – russische Kinder aßen sogar mehr Getreideprodukte. Dennoch traf es die Finnen. Der Blick auf die Lebensumgebung zeigte, dass die russischen Kinder zivilisatorisch 50 Jahre im „Rückstand" und intensiveren Bakterienkontakten ausgesetzt waren. Daraus kann man einmal mehr schließen, dass sich das zivilisatorisch fortschrittliche, finnische Immunsystem offenbar langweilte. Das kann nur heißen: Leute, gebt dem Immunsystem was zu tun, schickt eure Kinder auf den Bauernhof! Bauernkinder bekommen selten Allergien.

Gluten-Hashimoto?

Die Unverträglichkeit von Klebereiweiß (Gluten) in Getreideprodukten veranschaulicht, dass sich aus einer Immunreaktion gegenüber dem „Fremdstoff" Gluten (den die meisten Menschen gut vertragen) eine Autoimmunerkrankung des Dünndarms entwickeln kann (Zöliakie). Studien zeigten auch, dass es zwischen der Autoimmunerkrankung Hashimoto-Thyreoiditis und Glutenintoleranz enge Beziehungen gibt. Dies mag dadurch zustande kommen, dass die Molekularstruktur von Gluten Ähnlichkeiten mit Schilddrüsenstrukturen aufweist. Gluten ist demnach ein beeinflussbarer Risikofaktor der Hashimoto-Thyreoiditis.

Die Häufigkeit der Glutenintoleranz in Deutschland beträgt schätzungsweise 1:500 (USA: 1:100). Bleibt die Störung unbemerkt, kann der Betroffene von unerklärlichen Symptomen heimgesucht werden, da das Immunsystem ständig damit beschäftigt ist, den „Fremdkörper" Gluten zu bekämpfen. Die Wahrscheinlichkeit von Fehlreaktionen steigt an.

Hashimoto-Patienten wird geraten, sich möglichst glutenfrei zu ernähren. Gelegentlich beobachtet man dann erstaunliche Verbesserungen der Schilddrüsenwerte und der Befindlichkeit.

Überempfindlichkeit gegen Klebereiweiß (Gluten) in Getreideerzeugnissen kann Verdauungsbeschwerden verursachen.

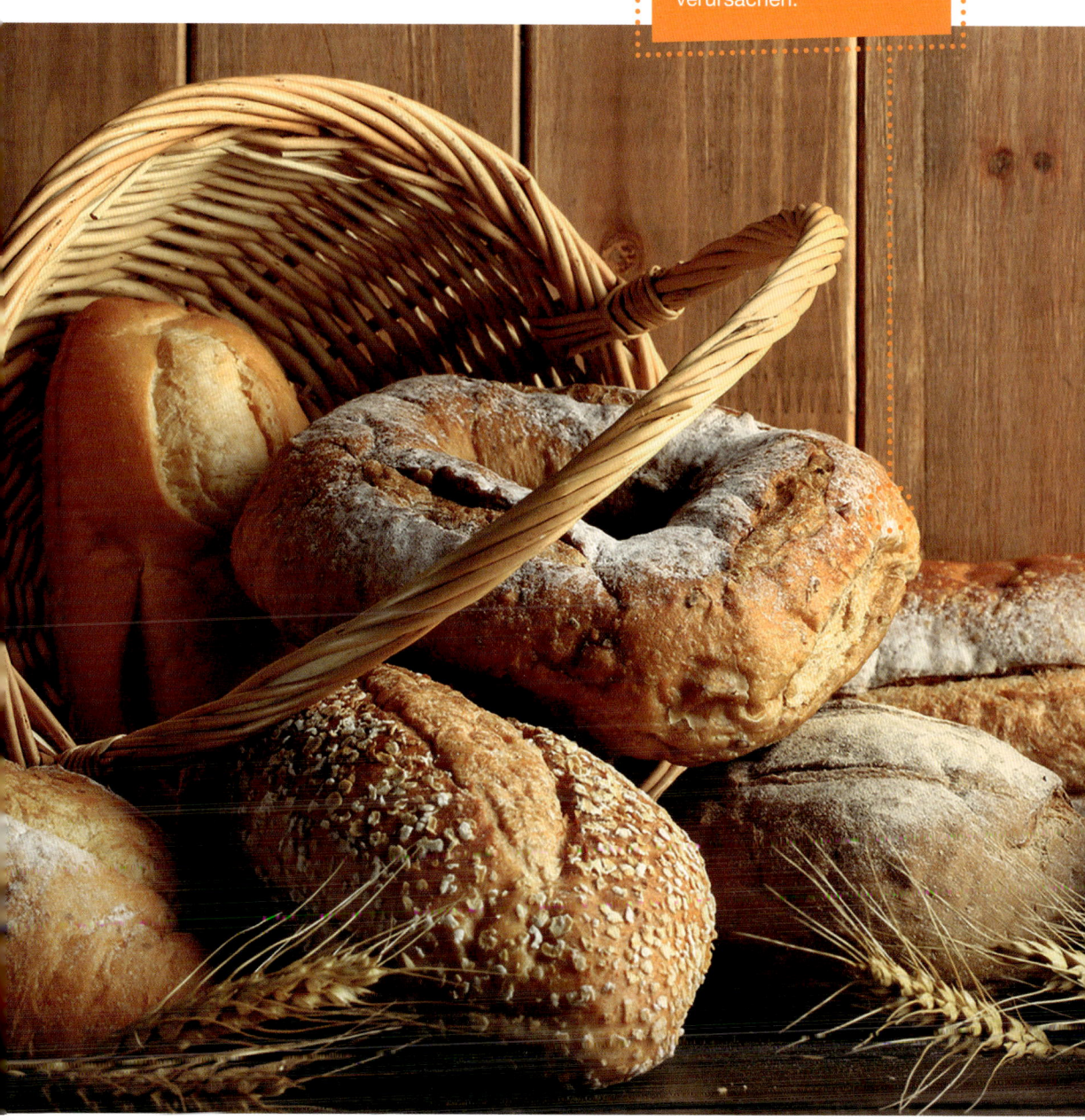

MILCHMÄDCHENRECHNUNG

Eine Forschergruppe der Universität München befasste sich systematisch mit dem Dreck vom Bauernhof. Sie untersuchte Staub aus dem Stall, von Matratzen und nahm Proben vom

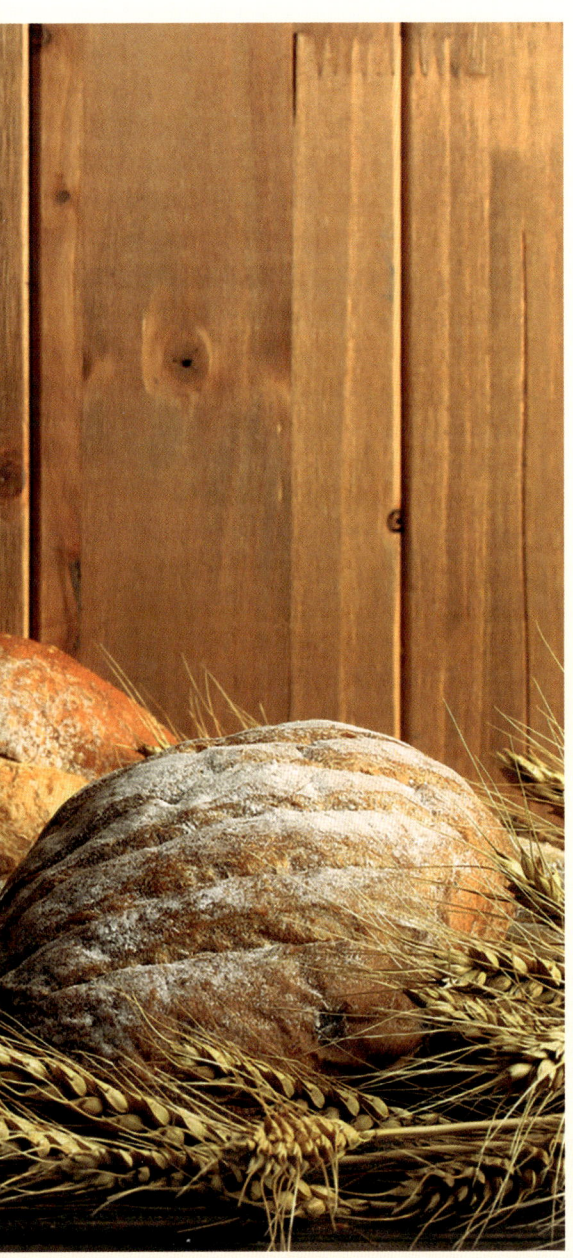

Frühstückstisch, wenn die Kinder Milch tranken. Man identifizierte zwei besonders gut geeignete Sparringspartner für das jugendliche Immunsystem: *Acinetobacter lwoffii* und das Milchsäurebakterium *Lactococcus lactis*. Kinder, die sich regelmäßig im Stall aufhalten und unbehandelte Milch trinken, haben das geringste Asthma- und Allergierisiko.

Pasteurisierte und homogenisierte Milch hat keine solchen Schutzwirkungen. Nicht wegen der Bakterien, sondern weil bestimmte Proteine in der Milch durch die Verarbeitung zerstört werden. An neuen Sterilisationsverfahren, die diese Proteine erhalten sollen, wird derzeit gearbeitet.

Intoleranz gegenüber Milchzucker (Laktose) ist keine Allergie oder Unverträglichkeit. Laktose besteht aus einer Verbindung von zwei Zuckern, die bei der Berührung mit der Dünndarmwand getrennt werden, weil dort ein Enzym sitzt, das Laktose durch Aufspaltung resorptionsfähig macht. Wer dieses Enzym nicht hat, bekommt bei Milchgenuss Bauchschmerzen, Durchfall oder Blähungen. Laktose wird demnach nicht aufgenommen und wandert unverändert weiter in den Dickdarm. Dort freuen sich gasproduzierende Bakterien auf ihre leckere Mahlzeit.

Da aus Sicht der Evolution Milchtrinken eher etwas für Säuglinge ist, wird das Gen für die Milchzuckerspaltung allmählich außer Betrieb gesetzt. Westeuropäer sind fleißige Milchtrinker, im Rest der Welt ist die Milchtrinkerei eine exotische Rarität. Dennoch bedeutet das nicht, dass man auf Milch und Sahne gänzlich verzichten müsste. Mit zunehmendem Alter kann man einfach weniger davon verdauen. Am besten, Sie finden selbst heraus, wie viel Milch Sie noch vertragen.

Hier noch ein Tipp für die Schilddrüse: Das Eiweiß Kasein ist in allen Kuhmilchprodukten enthalten. Beobachtungen zufolge soll Kaseinverzicht der Gesundheit der Schilddrüse zuträglich sein. In manchen Hashimoto-Fällen führte die gluten- und kaseinfreie Ernährung zu besten Ergebnissen.

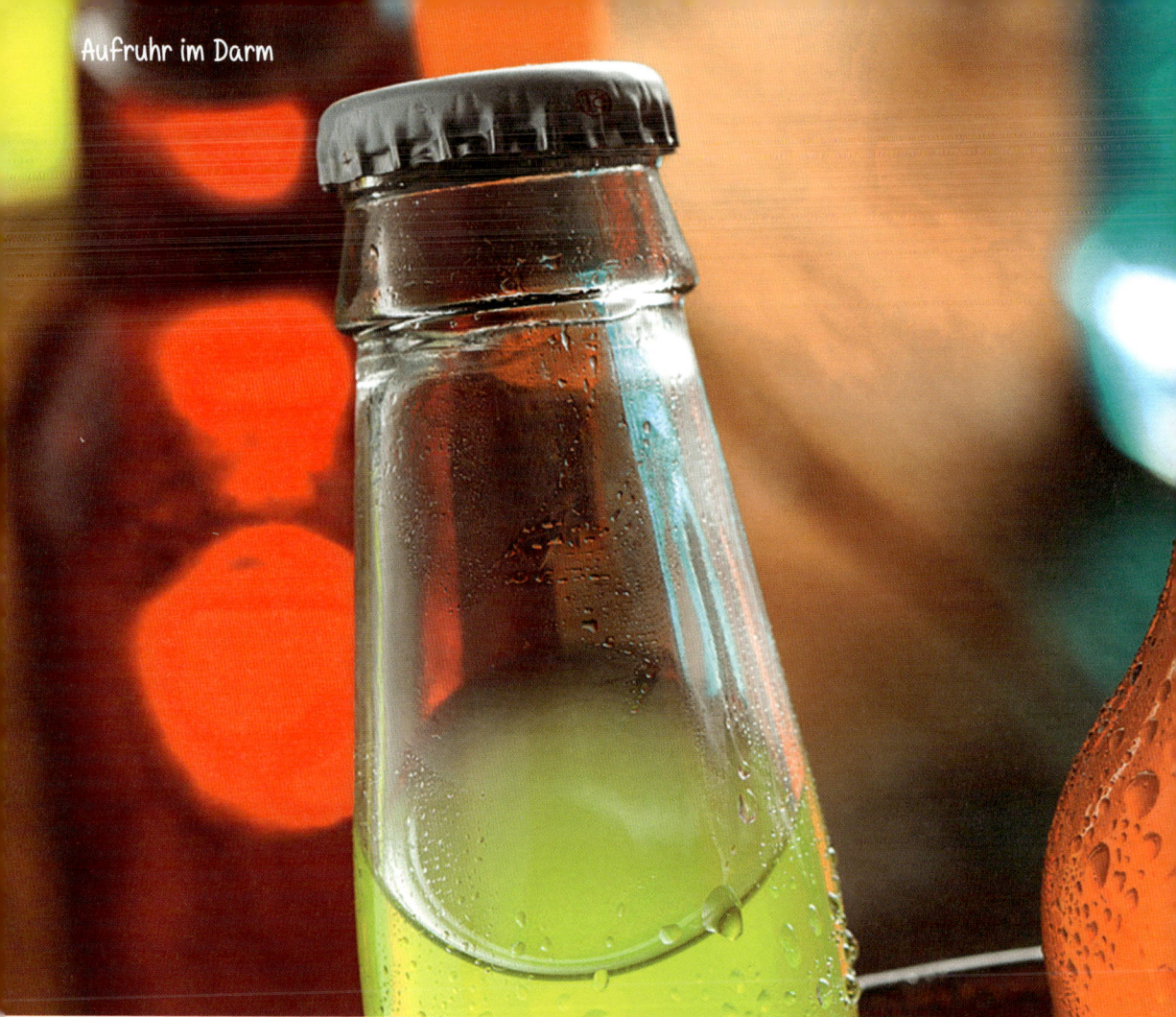

FRUCHTZUCKERPROBLEME

Die häufigste Nahrungsmittelunverträglichkeit ist die Fruktoseintoleranz. Betroffene reagieren mit dem bekannten Aufruhr im Darm: Blähungen, Durchfall und Bauchschmerzen. Jeder dritte Deutsche hat Probleme mit der Fruchtzuckerverdauung. Es gibt eine angeborene Unverträglichkeit. Aber meist verursacht eine Überschwemmung mit Fruchtzucker die Probleme. Von Herstellern wird Fruktose im Vergleich zu „reinem Zucker" als „gesund" propagiert und den verschiedensten Lebensmitteln massenweise zugesetzt. Vorverarbeitete Nahrungsmittel,

vom Ketchup über Softdrinks bis zu Joghurts, enthalten deshalb häufig Fruktose – neben süßen Früchten aus aller Welt. Wir leben inmitten einer veritablen Fruchtzuckerflut.
Bei angeborener Fruktoseintoleranz gibt es zu wenig Darmzellen, die Enzyme zur Verarbeitung des Stoffs produzieren. Bei später auftretender Intoleranz sind einfach zu wenige Transportkanäle (GLUT-5-Transporter) in der Darmwand vorhanden. Dann wandert Fruchtzucker unverdaut in den Dickdarm, wo sich die dortige Flora über Futter freut und Probleme verursacht. Eine

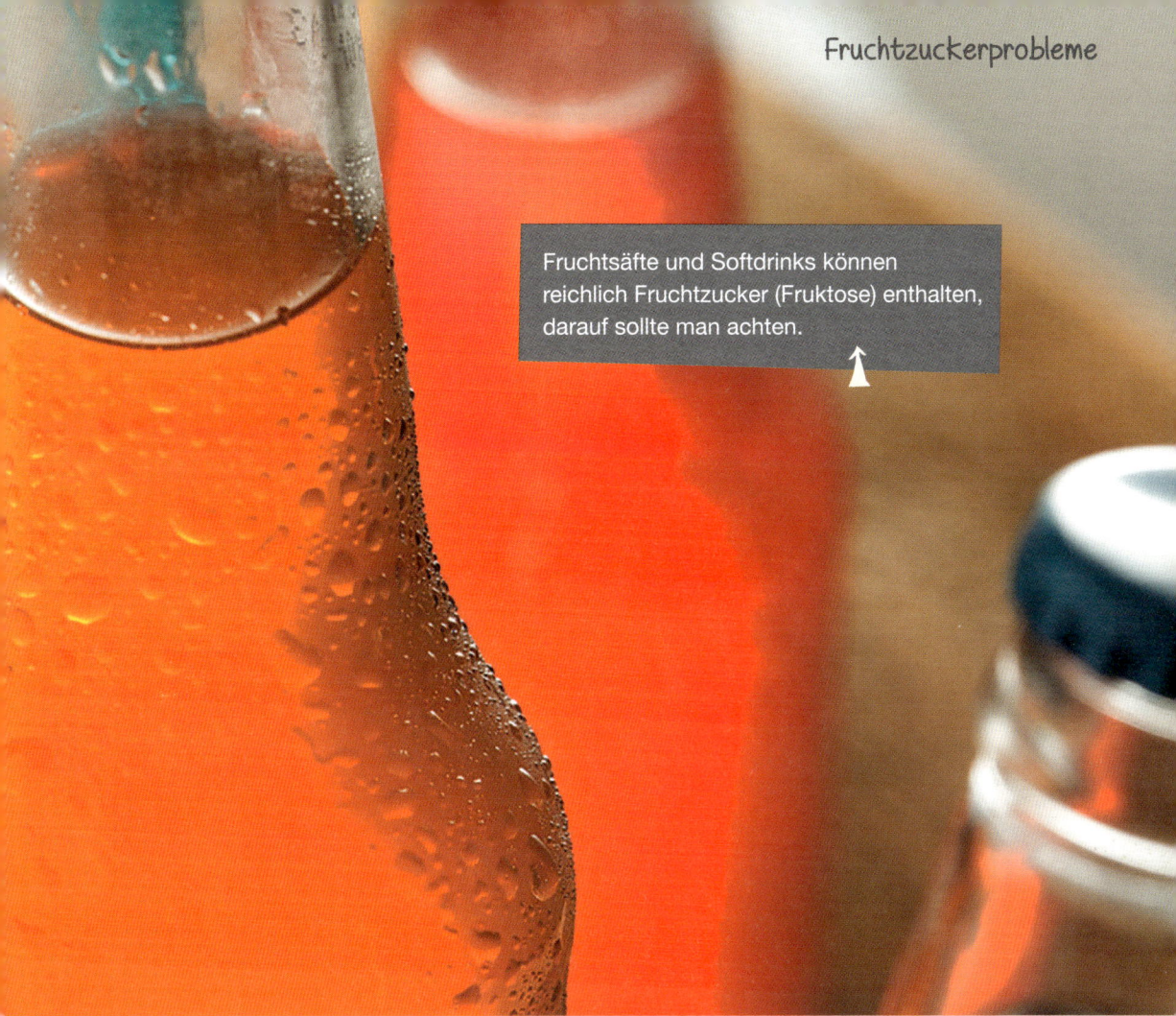

Fruchtsäfte und Softdrinks können reichlich Fruchtzucker (Fruktose) enthalten, darauf sollte man achten.

andere Erklärung wäre eine zur Fruchtzuckerverdauung ungünstig konfigurierte Darmflora. Die mangelhafte Fruktoseaufnahme aus dem Darm (Malabsorption) kann sogar auf die Stimmung drücken: Die Aminosäure Tryptophan hängt sich gerne an die Fruktose, um ins Blut zu gelangen. Wenn das nur unzureichend passiert, fehlt Tryptophan, um daraus ausreichend Serotonin, das Wohlfühlhormon, herzustellen. Das geht aufs Gemüt.

Offenbar überfordert unsere massenhafte Fruktosezufuhr die Resorption. Vor etwa 50 Jahren lag unser Fruktosekonsum bei täglich maximal 25 Gramm. Heute sind es im Durchschnitt 50 Gramm (= 5 Birnen) pro Tag. In den USA werden sogar schon 80 Gramm Fruktose täglich konsumiert. Erschwerend kommt hinzu, dass Fruktose Signalstoffe für Sattheit hemmt, das Hormon Leptin. Wer abnehmen will, hat demnach mit viel Fruktose im Essen schlechte Karten – er wird mehr essen, weil er sich nicht satt fühlt. Sie werden um die Lektüre des Kleingedruckten beim Lebensmittelkauf nicht herumkommen, wenn Sie sich figurbewusst ernähren möchten.

GUT IM FUTTER: MIKROBENKUR

Nach allem, was wir wissen, bedeuten die Schlagworte „gesunder Lebensstil" und „gesunde Ernährung" aus der Sicht unserer bakteriellen Mitbewohner Folgendes: Gesund und fit, rank und schlank können Sie dann werden und bleiben, wenn Sie Ihr Darmbiotop mit dem richtigen Futter versorgen. Das Futter sollte möglichst abwechslungsreich sein, damit Sie die Artenvielfalt im Darm erhalten – das macht bekanntlich schlank. Gut essen, gut verdauen und abnehmen.

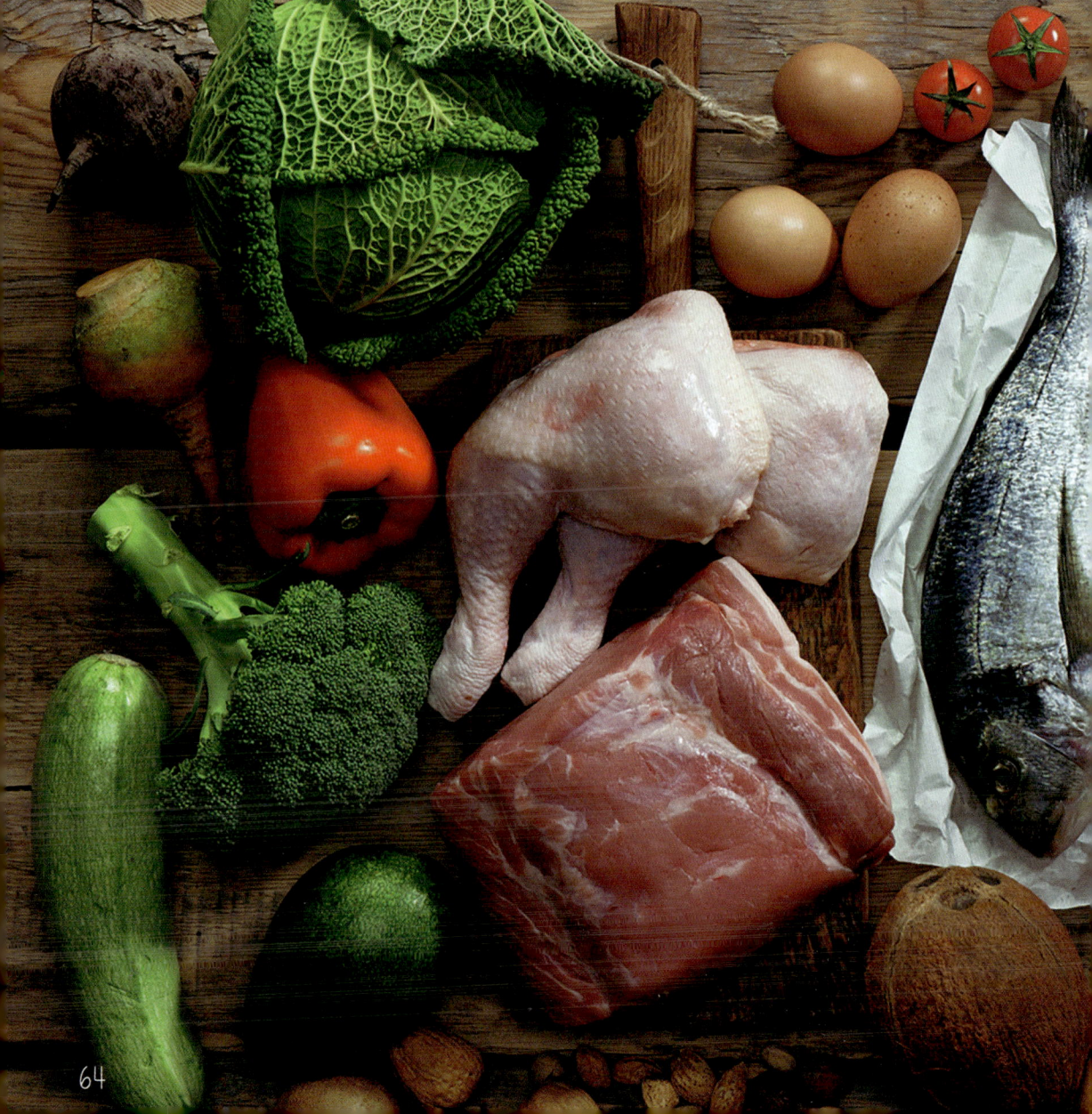

Ballaststoffe bringen Bewegung in den Darm. Die im Grunde unverdaulichen Nahrungsbestandteile aktivieren das Darmfitnesstraining. Manche Ballaststoffe quellen auf und vermitteln Bewegungsreize. Aus anderen ziehen clevere Keime noch das letzte Quäntchen Energie und Gesundheitsstoffe. Last but not least – Ballaststoffe machen satt! Das können Sie gut gebrauchen, wenn Sie abnehmen wollen.

Mit der richtigen Mischung Fett im Essen stärken Sie die Abwehrfunktionen der Darmbarriere. Auch aus Fett stellen die Helferlein im Darm viele gesunde Stoffe her, beispielsweise Vitamine und Botenstoffe für Nerven wie Drahtseile. Darmbakterien tragen im Verbund mit dem Immunsystem dazu bei, minimale Entzündungsreaktionen unter Kontrolle zu behalten. Darüber hinaus beeinflussen Darmbakterien auch zahlreiche Hormone, die mit Verdauung und Energiegewinnung zu tun haben, etwa Insulin oder Schilddrüsenhormone. Sattmacherhormone werden gleichfalls durch Verdauungsvorgänge mit Beteiligung von Bakterien beeinflusst. Da wir ja zwei Gehirne haben, werden Sie sich bestimmt auch dann rundum wohl, satt und zufrieden fühlen, wenn Ihre Mitbewohner im Darm glücklich und zufrieden sind. Gesundheit und Wohlfühlgewicht können Sie als Belohnung erwarten. Die Balance im Darm ist ein guter Weg zur Balance von Körper, Geist und Seele. Wer hätte das gedacht?

Unterstützen Sie die kleinen Helfer, die mehr Kalorien verbrennen. Verbessern Sie die Lebensbedingungen von Schlankmacherbakterien mit dem richtigen „Futter", damit sich die Dickmacherkeime nicht ausbreiten. Zudem können Sie Ihren nützlichen Darmpopulationen Verstärkung durch lebende Bakterien in Milchprodukten oder auch in Pulver- und Kapselform schicken.

MAHLZEIT FÜR DIE DARMFLORA

Was den Geschmack betrifft, sind unsere Darmbewohner sehr wählerisch. Jedes Bakterienvolk hat seine eigene Lieblingsspeise. Hier gilt: andere Völker, anderes Essen. Wer sich einseitig ernährt – sagen wir mal mit vielen Kohlenhydraten – vergrault Slow-Food-Bakterien. Dickmacherkeime vermehren sich dann und nehmen den Spezialisten für andere Verdauungsaufgaben den Platz weg. Kohlenhydrate und Fett werden schnell verstoffwechselt und machen auch schneller fett. Aber mit einer gesunden Ernährung – abwechslungsreich, nährstoffreich, biologisch – können Sie das ja beeinflussen. Ein gutes Argument für einen gesunden Lebensstil. Versuchen Sie nicht, Ihre Dickmacherbakterien mit Antibiotika loszuwerden! Das führt zum Kahlschlag im Darmbiotop und verringert letztendlich die Artenvielfalt, die Sie zum Abnehmen brauchen.

Die Labormäuse machen vor, wie es geht: Bekommen darmsterile Mäuse Darmbakterien von Übergewichtigen, werden sie dick. Mäuse mit Darmbakterien von schlanken Menschen werden schlank – alle Mäuse bekamen dasselbe Futter. Bringt man dann die Dünnen und die Dicken zusammen, nehmen die Dicken ab, weil sich Schlankmacherbakterien in ihrem Darm ansiedeln. Das funktionierte aber nur, weil alle Mäuse abwechslungsreich ernährt wurden und deshalb eine bunt gemischte Bakterientruppe im Bauch hatten. Zucker- und fettreiche Ernährung fördert die Monokultur und die Dickmacherbakterien. Das Rezept zum Abnehmen mit Schlankmacherbakterien hat demnach drei Zutaten: reichlich Ballaststoffe, viel Eiweiß und weniger (aber die richtigen) Fette. Die nützlichen Bifido- und Akkermansia-Bakterien, verbündet mit den Bacteroides, fühlen sich dann so richtig wohl in Ihrem Bauch. Mahlzeit! Sie können Ihre Ernährung auf „gesund" für Sie selbst und Ihre Darmflora umprogrammieren. Wenn Sie bewusst sparsam mit Kohlenhydraten, Zucker und Fett sind und dafür mehr

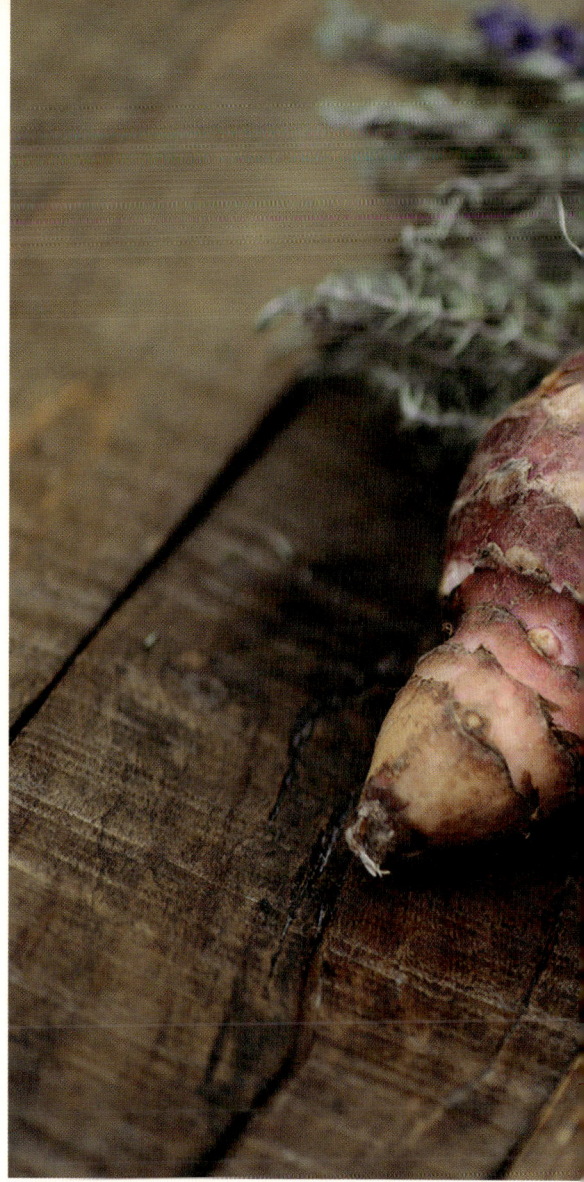

ballaststoffreiche Kost mit viel Gemüse und Obst essen, verbessern Sie die Bedingungen für nützliche Bakterien, die Ihnen beim Abnehmen helfen. Die Umstellung kann sich relativ schnell vollziehen. Studien zeigten, dass sich die Anzahl der Schlankmacherbakterien rasch erhöht (und die Zahl der Dickmacher verringert), wenn sich Übergewichtige kohlenhydratarm und fettreduziert ernähren. Vor allem mit weniger Kohlenhydraten (Low-Carb) werden Sie schneller schlank.

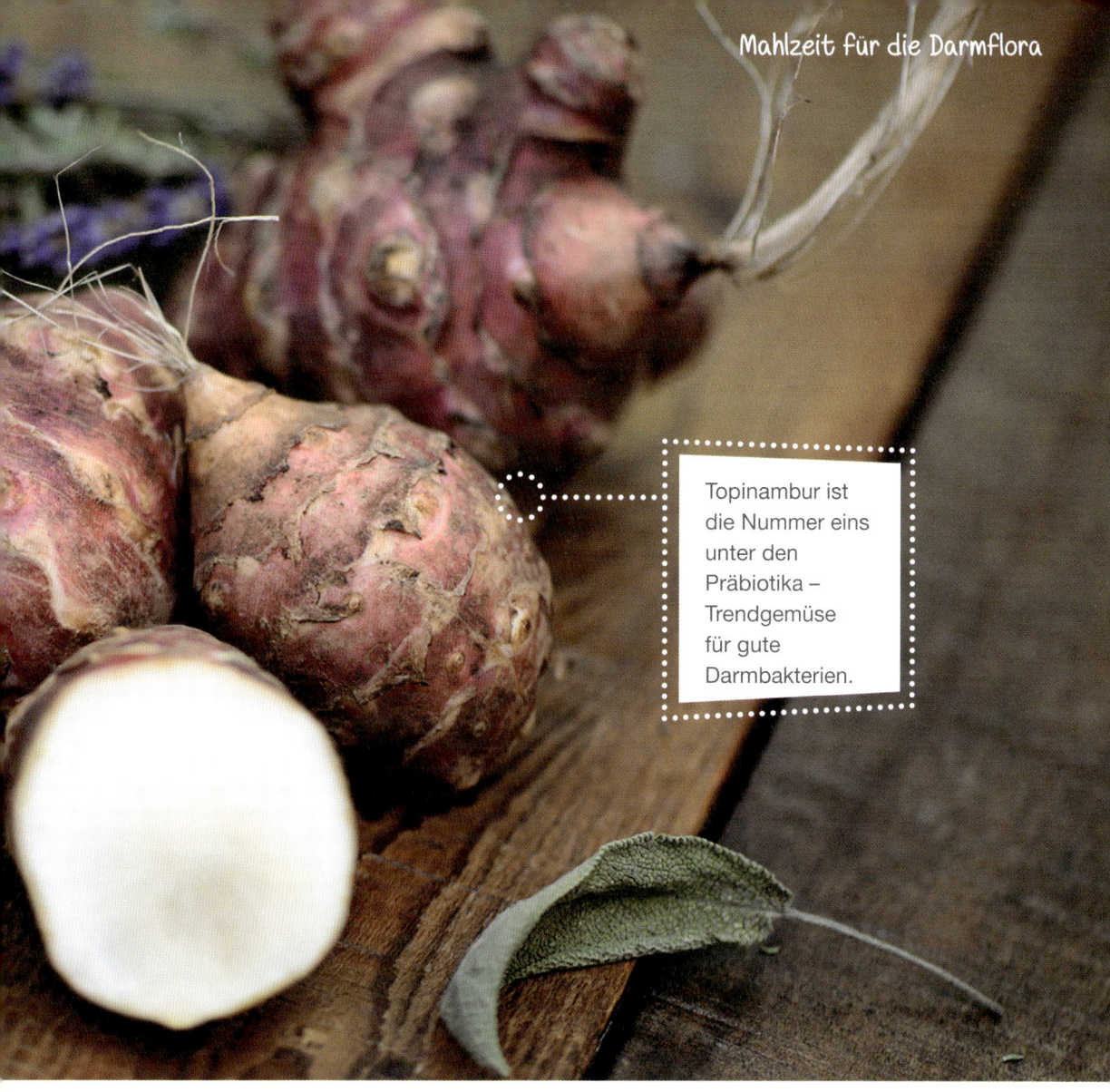

Topinambur ist die Nummer eins unter den Präbiotika – Trendgemüse für gute Darmbakterien.

Wie man anfangen kann, zeigt eine Studie, bei der die Teilnehmer zwei Äpfel pro Tag aßen. Nach 14 Tagen hatte bei ihnen die Zahl der Bifidobakterien deutlich zugenommen. Dickmacherbakterien wie Lactobazillen und Clostridien wurden allmählich dezimiert. Das gelang auch deshalb, weil die Äpfel mit Schale gegessen wurden, die den Ballaststoff Pektin enthält – eine Einladung zu Tisch für viele hilfreiche Bakterienvölker.

Präbiotika: Mikroben-Powerfood

Präbiotika sind Powerfood nur für die guten Bakterien. Es sind für den Menschen unverdauliche Bestandteile von Lebensmitteln, Ballaststoffe, die das Wachstum und die Aktivität der Darmflora günstig beeinflussen. Präbiotika unterstützen den Stoffwechsel und das Gleichgewicht der Darmbakterien, vor allem von Bifidobakterien und Lactobazillen.

Auf der Einkaufsliste: Präbiotika

- Resistente Stärke: halbreife und grüne Bananen, Bohnen (weiß/rot/grün), Erbsen, Linsen, Kartoffeln und Reis (gekocht und abgekühlt), Hafer (gekocht und abgekühlt), Hirse, Maniok
- Inulin: Topinambur, Chicorée, Knoblauch, Lauch, Zwiebeln, Spargel, Weizen, Roggen, Bananen
- Oligofruktose: Bananen, Tomaten, Spargel, Knoblauch, Zwiebeln, Hafer

Sie säuern den Darm an und vertreiben die Dickmacher-Bakterien. Positive Gesundheitseffekte werden von Gesundheitsexperten ab 5 Gramm Präbiotika täglich versprochen.

Die wichtigsten Präbiotika sind Oligosaccharide und Inulin. Oligosaccharide sind ein Gemisch aus verknüpften Fruktoseeinheiten und Zuckermolekülen. Inulin besteht aus einem Gemisch verschiedener Fruktoseketten mit bis zu 60 Fruktoseeinheiten. Inulin ist in mehr als 36 000 Pflanzenarten enthalten.

Präbiotische Lebensmittel	
Lebensmittel	Präbiotika-Anteil
Topinambur	16 – 20 %
Chicorée	15 – 20 %
Knoblauch	9 – 16 %
Lauch	3 – 10 %
Zwiebel	2 – 6 %
Spargel	1 – 30 %
Weizen	1 – 4 %
Roggen	0,5 – 1 %
Banane	0,3 – 0,7 %

- Resistente Stärke: Liliengewächse wie Lauch, Spargel, Zwiebeln und Knoblauch, aber auch Chicorée, Schwarzwurzeln, Topinambur und Artischocken liefern verdauungsresistente Stärke, die Schlankmacherbakterien besonders gerne mögen. Wer mit diesem Präbiotikum Fett verbrennen will, sollte mindestens 10 bis 15 Gramm täglich davon zuführen. Studien zufolge erhöhen solche Präbiotika die Anzahl der Bifidobakterien. Sie aktivieren Enzyme zur „Verbrennung" von Bauchfett und zur gesunden Fettverstoffwechselung in der Leber. Sie aktivieren Sättigungshormone und sie schützen vor Dickmacher-Entzündungen im Darm.
- Galacto-Oligo-Saccharide (GOS): Oligofruktose gelangt unverändert in den Dickdarm und ist Spezialfutter für Bakterien, vor allem für Bifidobakterien. Kuhmilch enthält zehn Prozent, Muttermilch 90 Prozent Oligofruktose. GOS heftet sich direkt an Darmzellen an und nimmt so Krankheitskeimen gerne den Platz weg – ein erwünschter Schutzeffekt der gesunden Ernährung.
- Inulin: Das Präbiotikum Inulin enthält mehr Fruktosebausteine als GOS. Topinambur ist der absolute Spitzenreiter, was Inulin betrifft. Man kann ihn für wohlschmeckende Gemüsegerichte und Suppen verwenden. Er schmeckt ein wenig süß und ein wenig nach

Artischocke – sehr lecker. Kurze Inulin-Zucker-ketten werden am Anfang und lange Ketten am Ende des Dickdarms zerlegt. Sie können Topinambur roh oder gegart essen – ein abso-lutes Trendgemüse.

Präbiotika sind sehr gut verträglich und verbessern die Lebensbedingungen der Darmflora. Sie sind ein hochwirksames Mittel, um die guten Bakterien im Darm zu fördern und dort zu erhalten. Die An-zahl der Bakterien in Darm und Stuhl nimmt zu. Im Dickdarm werden Präbiotika zu kurzkettigen Fettsäuren fermentiert. Der pH-Wert im Darm sinkt, weil die Säureproduktion ansteigt. Dadurch verbessert sich die Mineralstoffaufnahme aus dem Darm – vor allem für Calcium, das für starke Knochen gebraucht wird. Zudem beeinflussen Präbiotika die Blutfettwerte günstig.

Bei der Fermentation von Oligosacchariden und Inulin durch Darmbakterien entstehen kurzkettige Fettsäuren. Darunter findet sich auch Buttersäure in geringer Konzentration. Buttersäure verbessert die Entsorgung von defekten Dickdarmzellen (Apoptose), was auch entartete Zellen betrifft. Man nimmt an, dass Präbiotika, die das Wachs-tum von Bifidobakterien fördern, auch das Risiko für Darmkrebs senken. Spargel kann bis zu 30 Prozent gesunde Präbiotika enthalten!

Küchentipps Präbiotika

- Resistente Stärke entspricht schwer verdaulichem Zucker und ist ein gefundenes präbiotisches Fressen für gute Darmbakterien. Wenn Sie Kartoffeln oder Reis kochen und anschließend abkühlen lassen, kristallisiert (resistente) Stärke aus. Omas Kartoffelsalat und Sushi-Reis kommen dann als willkommene Mahlzeit bei Ihren Mitbewohnern im Darm großartig an.
- Spülen Sie den Chicorée kurz mit warmem Wasser ab. Er ist dann nicht mehr bitter, sondern nur noch knackig.
- Präbiotika gibt es auch in Pulverform in der Drogerie oder Apotheke zu kaufen. Mischen Sie beispielsweise Inulinpulver (aus Zichorien- oder Chicorée-Wurzeln) in Ihren Backteig. Maximal 10 Prozent Pulver statt Mehl reichen aus. Sie bekommen dann leckeres und lockeres Gebäck mit gutem Sattmachereffekt.
- Präbiotika unterstützen auch die Calciumaufnahme und damit den Knochenaufbau. Kombinieren Sie inulinhaltige mit calciumreichen Nahrungsmitteln: beispielsweise Chicorée mit Käse überbacken oder (halbreife) Banane mit Joghurt.
- Fein gehackte Mandeln als Zutat für Gerichte regen den Appetit von Schlankmacher-keimen an.
- Kaffee enthält Präbiotika. Zwei Tassen Filterkaffee liefern 2 Gramm Präbiotika. Bacteroides lieben Kaffeeballaststoffe und tragen mit ihren Stoffwechselprodukten zur Absenkung des Cholesterinspiegels bei. Der Kaffeeeffekt funktioniert aber nur schwarz – ohne Milch.

HIMBEER-BANANEN-BOWL

Unreife (grüne) oder halbreife Bananen enthalten alle gesunden Präbiotika: Resistente Stärke, Inulin und Oligofruktose. Ballaststoffe in den Beeren machen diesen Smoothie rundum gesund für Ihre Darmflora.

Zutaten für 2 Portionen:

1 Banane, 100 g Erdbeeren, 100 g Himbeeren, 1 Vanilleschote, 250 ml Sojamilch (alternativ auch Reismilch oder Kuhmilch), Mineralwasser (eiskalt) nach Belieben, 1 Schuss Rote-Bete-Saft; für das Topping: 3 EL gehackte Macadamianüsse, 3–4 Minzeblätter

Zubereitung:

Die Banane schälen und in kleine Stückchen schneiden, diese in eine flache Schale legen und 30–45 Minuten ins Gefrierfach geben.

Danach die Beeren waschen und putzen, einige Himbeeren für das Topping beiseitelegen. Die Erdbeeren vierteln und zusammen mit den Himbeeren ebenfalls 30–45 Minuten in das Gefrierfach geben.

Die Vanilleschote längs halbieren, vorsichtig öffnen, mit dem Messerrücken das aromatische Mark herauskratzen und direkt in ein hohes Gefäß oder einen Standmixer geben.

Das gefrorene Obst aus dem Gefrierfach nehmen und zum Vanillemark hinzufügen. Sojamilch, je einen kleinen Schuss Mineralwasser und Rote-Bete-Saft darübergießen. Anschließend alles gut durchmixen, bis eine sämige und dickflüssige Masse entsteht.

Für das Topping die Macadamianüsse grob hacken und in einer heißen Pfanne ohne Fett rösten, bis sie Farbe annehmen. Auf einem Teller kurz abkühlen lassen. Unterdessen die Minze waschen, trocken schütteln und einige Blätter vom Stiel zupfen.

Den Smoothie in die Schälchen gießen, mit den gerösteten Nüssen, der Minze und ein paar Himbeeren garnieren.

Tipp: Werfen Sie die ausgeschabten Vanilleschoten auf keinen Fall weg! Sie eignen sich noch hervorragend zur Herstellung von Vanillepulver oder Vanillezucker.

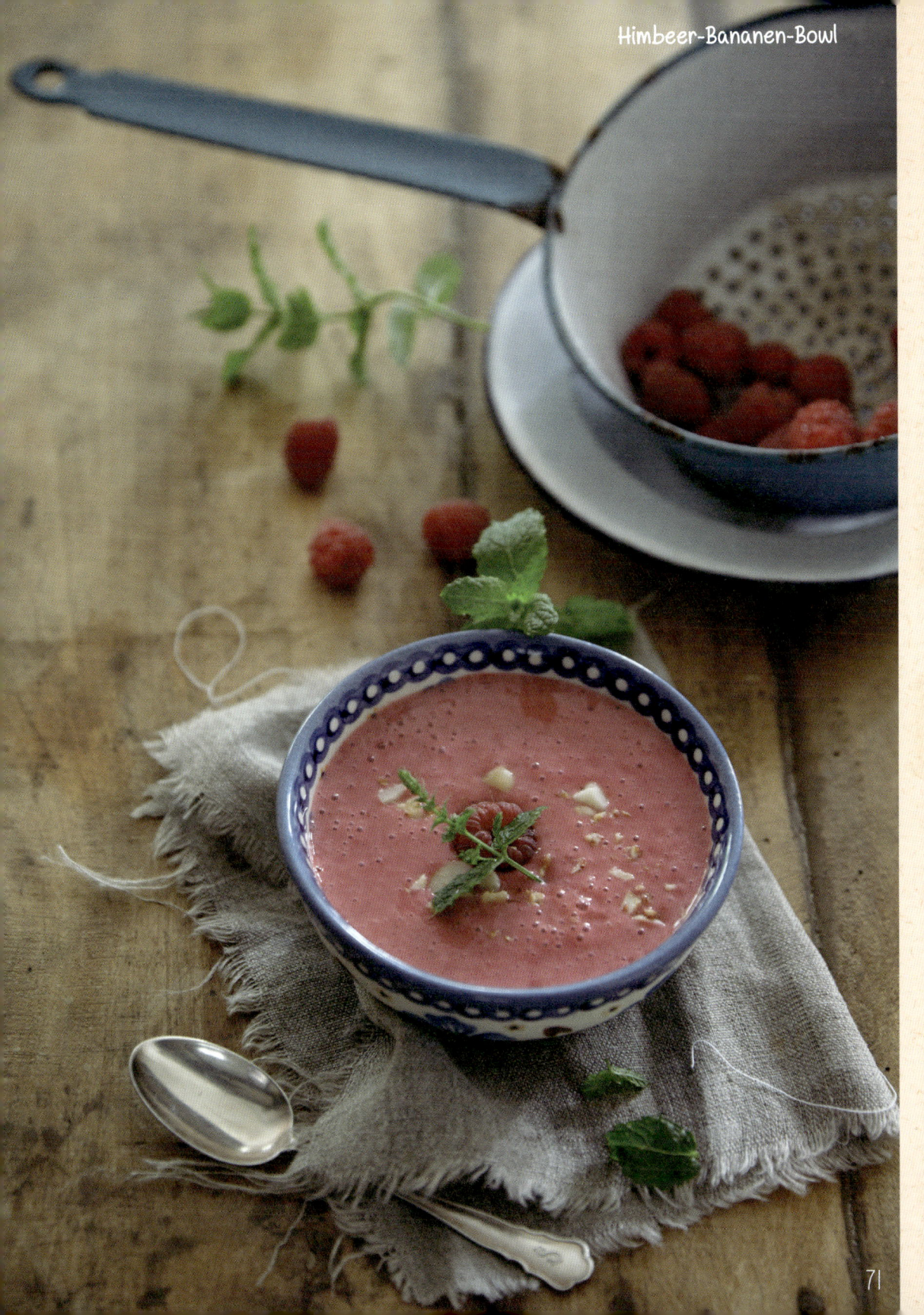

ÜBERBACKENER CHICORÉE

Chicorée gehört zu den kalorien- und fettärmsten Gemüsesorten und ist eine will-kommene Mahlzeit für gute Dickdarmbakterien. Er enthält viele Vitamine, Mineral-stoffe und vor allem gesunde Bitterstoffe. Die meisten Bitterstoffe sitzen im Strunk, den man beim Putzen keilförmig herausschneiden kann.

Zutaten für 4 Portionen:
8 Stauden Chicorée
2–3 EL Butter, plus etwas mehr zum Einfetten
Salz
Pfeffer
8 Scheiben gekochter Schinken
8 Scheiben Gruyère
kalter Kartoffelsalat als Beilage

Zubereitung:
Den Backofen auf 200 Grad Ober-/Unterhitze vorheizen. Vom unteren Ende her mit einem spitzen Messer den bitteren Kern aus den Chicoréestauden herausschnei-den. Die Butter in einem großen Topf erhitzen und den Chicorée darin anbraten, bis er leicht gebräunt ist. Salzen, pfeffern und bei niedriger bis mittlerer Hitze 15 bis 18 Minuten im geschlossenen Topf schmoren lassen.
Die Stauden herausnehmen, etwas abkühlen lassen und mit je 1 Scheibe Schinken umwickeln. In eine gefettete Auflaufform geben und mit dem Käse belegen. Im vorgeheizten Backofen 16 bis 18 Minuten überbacken. Mit Kartoffelsalat servieren.

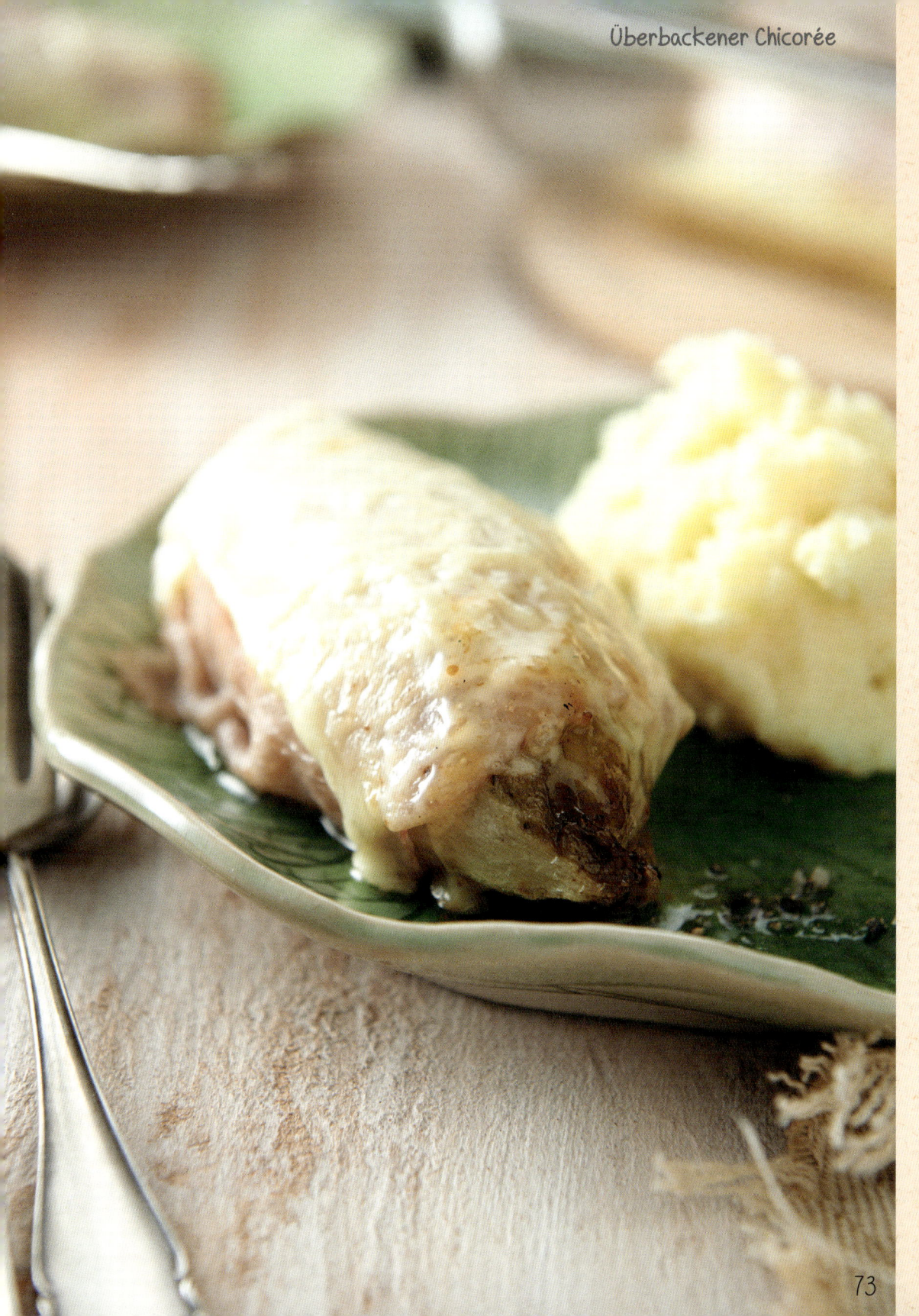

Probiotika: Lebende Nahrung

Lebende Tiere schlucken? Das klingt jetzt eher unappetitlich. Tatsache ist, dass der Mensch ohne eine Dosis Lebendbakterien nicht überleben würde – wenn sie beispielsweise bei Säuglingen nicht mit der Muttermilch verabreicht werden. Probiotika und Milchsäureprodukte tragen vor allem zur Stabilisierung und Regeneration der Darmflora bei. Bifidobakterien sind die ersten Mitbewohner in unserem Darm. Später kommen weitere hinzu. Im Darm des Erwachsenen tummeln sich Hunderte verschiedene Bakterienarten, darunter zahlreiche Arten von Milchsäurebakterien. Und wir schlucken jeden Tag Milliarden Bakterien, in rohem oder gekochtem Essen, lecken Finger ab und küssen – manche kommen nur bis zum Magen, andere erreichen den Dickdarm lebend.

Frische Vollmilch/Rohmilch wird schnell sauer und muss rasch getrunken werden. Aus saurer Milch kann man Joghurt oder Kefir oder Käse durch Fermentation herstellen. Solche Milchprodukte sind gekühlt mindestens einige Wochen haltbar, denn Milchsäurebakterien erzeugen Milchsäure, die als natürlicher Konservierungsstoff wirkt und verhindert, dass sich Keime ansiedeln. Wenn harmlose und nützliche Milchsäurebakterien Lebensmitteln zugesetzt werden, entstehen Probiotika (*pro bios* = für das Leben) – die gibt es dann im Supermarkt zu kaufen. Als es noch keine Kühlschränke gab, benutzte man die Fermentation, um Nahrungsmittel haltbar zu machen. Üblicherweise verwendet man dazu meist Fermenterkulturen mit *Lactobacillus acidophilus* und *Bifidobacterium bifidum* sowie *Lactobacillus casei*. Auch Sauerkraut, Käse, Salami, Sauerteigbrot, Miso und Sojasauce sowie Bier sind fermentierte Lebensmittel. Milch wird heutzutage erhitzt, um Krankheitskeime abzutöten. Leider überleben das auch die Joghurtbakterien nicht. Sauerkraut wird zwar häufig mit Bakterien fermentiert, anschließend aber wieder erhitzt und keimfrei gemacht: Lebendkost Fehlanzeige.

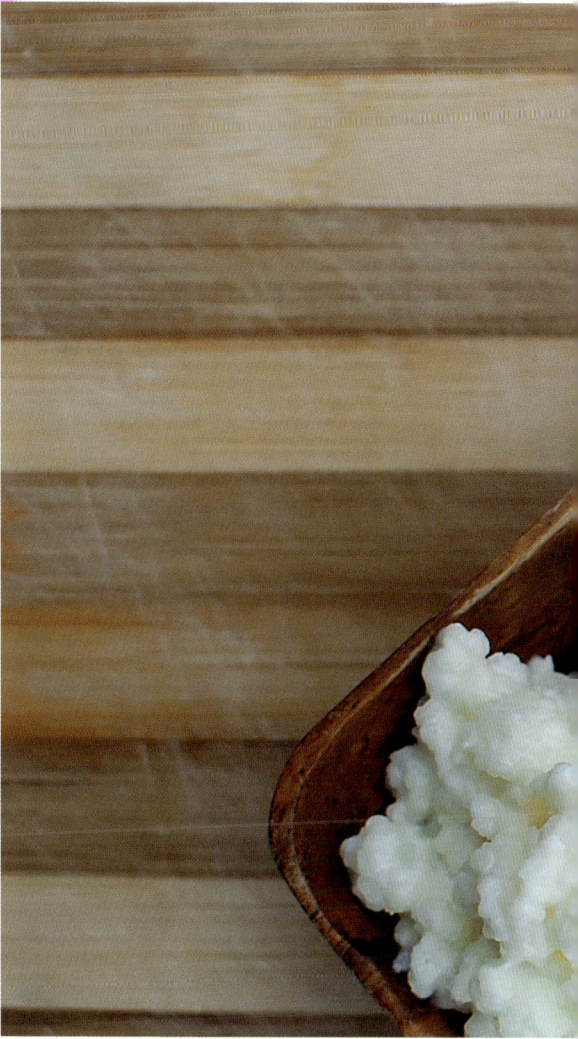

- Der Methusalem-Joghurt: Anfang des 20. Jahrhunderts fiel dem russischen Zoologen und Immunologen Ilja Metschnikoff auf, dass bulgarische Bergbauern häufig älter als 100 Jahre wurden. Er vermutete das Geheimnis ihrer Langlebigkeit in den Lederbeuteln, mit denen sie ihre Milch transportierten – die dann wegen der langen Strecken als Sauermilch oder Joghurt ihr Ziel erreichte. Sein diesbezügliches Buch begründete den

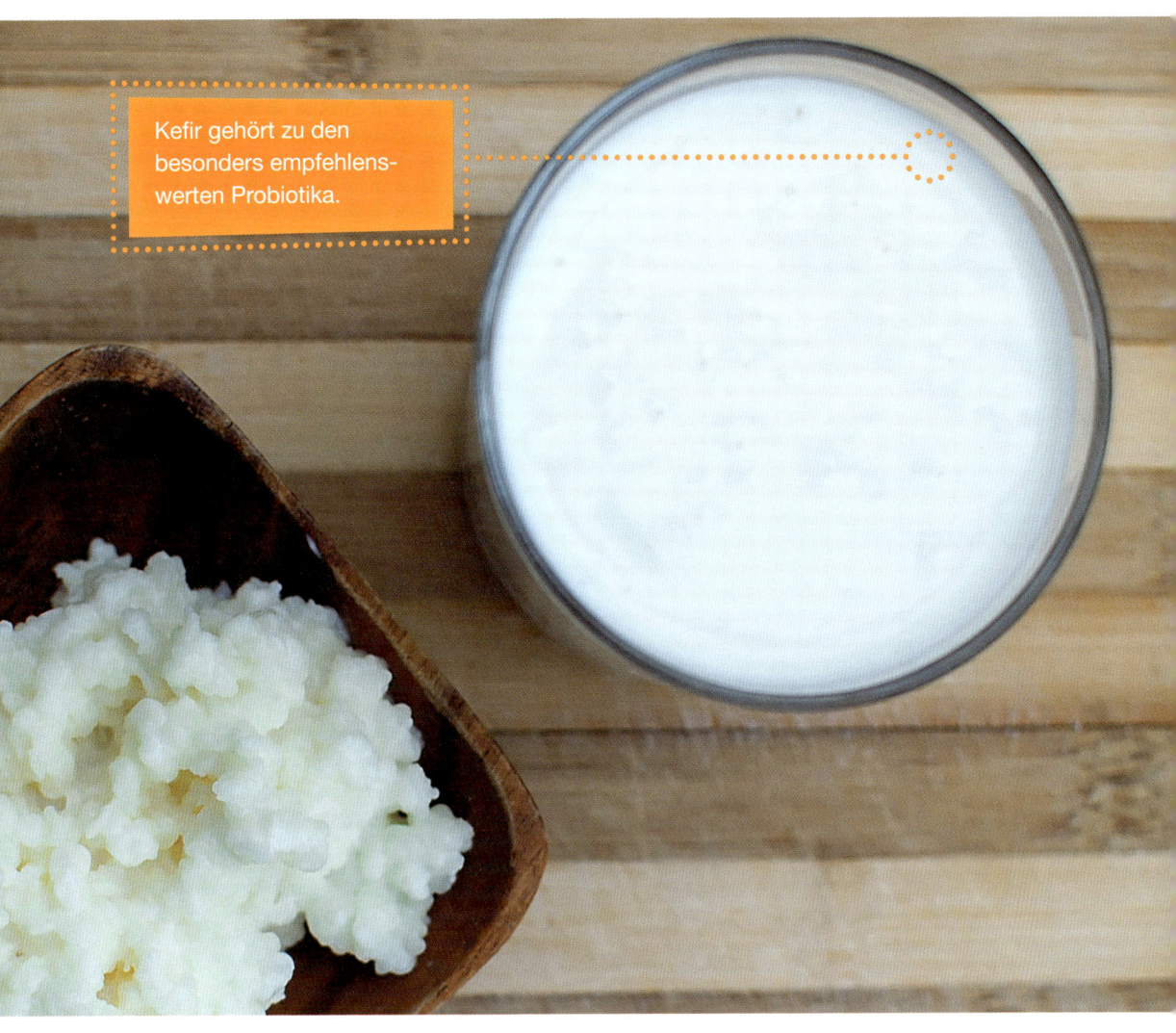

Kefir gehört zu den besonders empfehlenswerten Probiotika.

guten Ruf von Joghurt als Gesundheitselixier. Der Mikrobiologe Grigorov fand dann 1905 Metschnikoffs Joghurtbakterium: *Lactobacillus bulgaricus*. Nach der Ausrufung des totalen Kriegs gegen die Keime (Antibiotika) interessierte sich erst 1935 der japanische Forscher Minoru Shirota wieder für den Keim und entwickelte einen probiotischen Joghurt (mit *Lactobacillus casei* Shirota), der Durchfall bei Säuglingen vorbeugt (Yakult).

- Der Soldatenkeim: Neben Milchsäurebakterien gibt es noch einen weiteren gut erforschten probiotischen Keim: *E. coli Nissle 1917* (Mutaflor). Der Keim wurde 1885 im Kot eines Soldaten entdeckt, der auf dem Balkan gekämpft hatte und als einziger seiner Kameraden nicht an schwerem Durchfall erkrankte. Das Bakterium hilft der Darmflora bei Durchfall, Darmerkrankungen und bei Schwächezuständen des Immunsystems.

Auf der Einkaufsliste: Probiotika

Bier, Buttermilch, Joghurt, Käse, Kefir, Miso, Möhrenmost, Molke, Quark, Rote-Bete-Most, Sauerkraut, Sauermilch, Sauerteig, saure Sahne, Sojasauce, Tofu

Die Darmflora ist ein wichtiges Bollwerk gegen Erreger wie Salmonellen, Staphylokokken oder den Hefepilz *Candida albicans*. Sie erzeugt ein saures Milieu. Viele Keime reagieren darauf empfindlich und überstehen den Verdauungsprozess nicht. Darüber hinaus produzieren Darmbakterien eigene antibiotische Stoffe und verhindern, dass sich Erreger an die Darmwand heften und ins Blut gelangen. Milchsäurebakterien aus Joghurt, Kefir und fermentierten Lebensmitteln können regenerierend auf die Darmflora wirken – beispielsweise bei oder nach einer Antibiotikakur. Milchsäurebakterien oder Probiotika gibt es auch als Arzneimittel. Lebendige Bakterien, die man als schnelle Eingreiftruppe bei Stress, ungesunder Ernährung oder Erkrankungen in der Apotheke kaufen kann, haben manche nützliche und sogar heilkräftige Eigenschaft.

- Anwendungsgebiet Nummer eins für Probiotika sind Darmgrippe und Durchfallerkrankungen, beispielsweise nach Antibiotikaeinnahme. Sie haben keine Nebenwirkungen wie Durchfallmedikamente, sind auch für Kinder und ältere Menschen geeignet. Bei entzündlichen Darmerkrankungen oder Reizdarm können Probiotika wirksam Beschwerden lindern.

Bakterien in probiotischen Lebensmitteln

Bifidobacterium animalis, *Bifidobacterium bifidum*, *Bifidobacterium breve*, *Lactobacillus acidophilus*, *Lactobacillus rhamnosus*, *Lactobacillus casei*, *Lactobacillus johnsonii*, *Lactobacillus reuteri* u. a.

Wo Probiotika-Bakterien und Hefepilze (laut Studien) helfen können:
- Gewichtsreduktion: *Bifidobacterium breve*, *Lactobacillus plantarum*, *Lactobacillus gasseri*
- Stärkung des Immunsystems: *Lactobacillus rhamnosus GG*
- Akuter Durchfall: *Lactobacillus rhamnosus GG*
- Colitis ulcerosa: *E. coli Nissle 1917*, *Saccharomyces boulardii* (Hefepilz)
- Morbus Crohn: *Saccharomyces boulardii* (Hefepilz)
- Neurodermitis: *Lactobacillus rhamnosus GG*
- Reizdarm: *Lactobacillus plantarum*

- Probiotika stimulieren das Immunsystem und verstärken die Produktion von natürlichen Killerzellen, die virusbefallene, defekte und entartete Zellen vernichten. Darüber hinaus aktivieren Probiotika Signalstoffe des Immunsystems: Zytokine wie Interferone und Interleukine sowie Tumor-Nekrose-Faktor sind dann vermehrt im Blut vorhanden.
  Dass Milchsäureprodukte krebshemmend wirken, ist seit langem bekannt.
  Große Studien bestätigten die vorbeugende Wirkung.
- Probiotika sind eine verträgliche Option für Kinder mit Allergieneigung. Zahlreiche Studien konnten Schutzeffekte nachweisen.

Hier kommen fünf Regeln für den optimalen Einsatz von Probiotika – egal, ob sie aus der Apotheke, aus dem Sauerkraut oder Kefir & Co. kommen.

1. Probiotika müssen regelmäßig – am besten einige Wochen lang täglich – konsumiert werden. Nur dann führen sie zu merklichen Effekten. Probiotika sind nur Tagesgäste im Darm. In jedem Fall können Sie sich mit probiotischen und fermentierten Lebensmitteln abwechslungsreich ernähren: Kefir, Joghurt, Sauerkraut, eingelegte Gurken, Ayran, löchriger Käse, Sojasauce, Miso, Kombucha, Kimchi, Lassi und Fufu.
2. Probieren Sie aus, welche Probiotika Ihnen gut tun. Haben Sie ein Produkt gefunden, das Ihnen zusagt, bleiben Sie dabei – Ihre Darmflora hat sich ja dann auf die Besucher von auswärts eingestellt. Wenn Sie das Produkt wechseln, muss sich die gesamte Darmmannschaft wieder neu aufstellen – das kann dauern.
3. Achten Sie auf das Verfallsdatum der Produkte. Es sollten mindestens 100 Millionen Keime sein, die Sie täglich über mehrere Wochen einnehmen. Je länger Sie das Produkt aufbewahren, desto weniger Keime.

Küchentipps

- Verzichten Sie auf wärmebehandelten Joghurt. Er enthält keine lebenden Milchsäurebakterien mehr.
- Probiotischer Joghurt enthält mehr Bakterien, die lebend den Darm erreichen.
- Wenn Sie normalen Joghurt essen, erreichen noch etwa ein Drittel der Bakterien lebend den Darm, zehn Prozent weniger als bei probiotischem Joghurt.
- Auch rohes Sauerkraut enthält Milchsäurebakterien, zudem reichlich Vitamin C.
- Wenn Sie Milchzucker nicht vertragen, können Sie auf besser verträgliche fermentierte Milchprodukte mit Lebendkeimen ausweichen.

4. Nicht in jedem Produkt sind dieselben Keime drin. Oft wird zudem nicht angegeben, um welche Keime es sich handelt. Jede Darmflora ist einzigartig und kann unterschiedlich auf die Probiotikagäste reagieren. Auch ein normaler Naturjoghurt kann gute Keime liefern. Die Probiotika sollten in jedem Fall nicht mit Hitze vorbehandelt sein. Haben Sie ein Produkt gefunden, das Ihnen zusagt, bleiben Sie dabei. Wer abnehmen will, bevorzugt Bifidobakterien (auch als Pulver/Kapseln aus der Apotheke).
5. Präbiotika (Chicorée, Topinambur & Co) sind das ideale Futter für die guten Probiotika-Bakterien. Dann vermehren sie sich besonders gut und vergraulen die Dickmacherbakterien. Die leckere Variante: Topinambur-Gemüse mit Hühnerbruststreifen und zum Nachtisch ein Kefir-Smoothie.

FRUCHT-JOGHURT-RAITA

Joghurt, Kefir & Co. sind immer eine Wohltat für Ihre nützlichen Bakterienmitbewohner im Darm – zusammen mit Ballaststoffen aus Früchten rundum gesund.

Zutaten für 4 Portionen:

2 Birnen
2 Pfirsiche
Saft von 1 Zitrone
600 g Bio-Naturjoghurt
1 EL flüssiger Honig
2 TL Ingwerpulver
Zimtpulver

Zubereitung:

Die Birnen schälen, entkernen und in Würfel schneiden. Die Pfirsiche kurz mit heißem Wasser überbrühen, schälen, entkernen und in Würfel schneiden.
2 EL Zitronensaft über die Fruchtstücke geben, durchrühren und die Mischung 15 Minuten marinieren. Den Joghurt in eine Schüssel geben, Honig, Ingwer und restlichen Zitronensaft hinzufügen und gut verrühren. Die marinierten Früchte hinzufügen und unterheben. Nochmals abschmecken, in Dessertschalen geben und mit dem Zimt bestäuben.

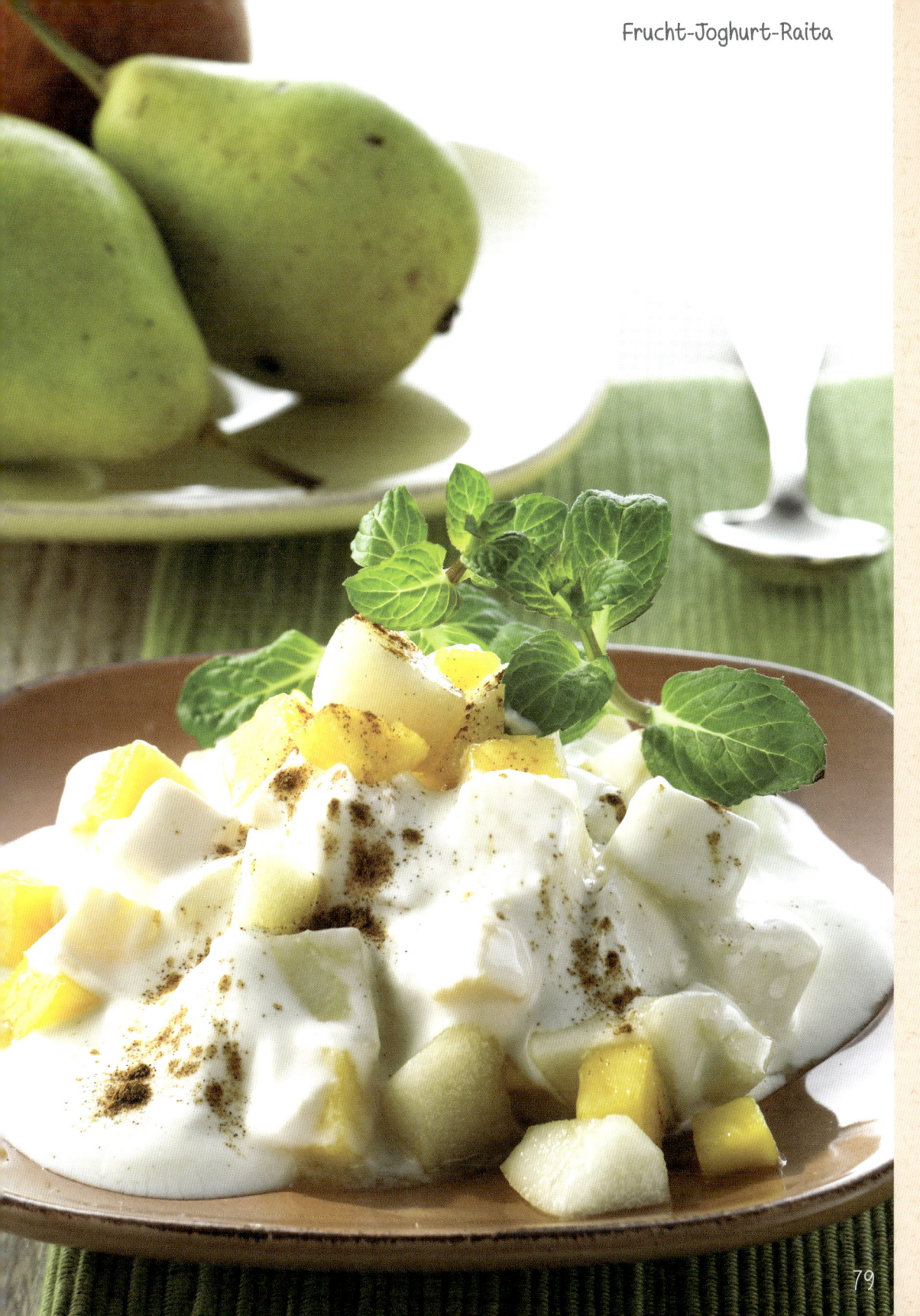

GURKEN-KEFIR-BOWL

Naturjoghurt und Kefir machen diesen Smoothie zu einer besonders attraktiven und anregenden Speise für Ihre nützlichen Darmbakterien.

Zutaten für 2 Portionen:

½ Salatgurke
2 EL Zitronensaft
½ TL Kreuzkümmel
125 g Kefir
125 g Joghurt
1 EL Arganöl
unjodiertes Salz
weißer Pfeffer

Für das Topping:

½ unbehandelte Zitrone, etwas Kresse

Zubereitung:

Die Gurke schälen, längs halbieren und die Kerne entfernen. Ein Stück der Gurke fein reiben, sodass etwa 4 EL Gurkenraspel entstehen. Diese in den Kühlschrank stellen. Die restliche Gurke gemeinsam mit Zitronensaft, der Hälfte des Kreuzkümmels, Kefir, Joghurt und Arganöl in ein hohes Gefäß oder in einen Standmixer geben. Die Mischung schaumig pürieren und den orientalischen Smoothie mit etwas Salz und Pfeffer abschmecken. Bis zum Servieren im Kühlschrank aufbewahren.
Für das Topping die unbehandelte Zitrone heiß abwaschen, trocken reiben und in Stücke schneiden. Den kalten Smoothie in die Schalen oder Gläser füllen, das geriebene Gurkenfleisch hineingeben, die Smoothies mit dem restlichen Kreuzkümmel und etwas Kresse bestreuen. Mit den Zitronenstücken garnieren und servieren.

Tipp: Sollten Sie kein Arganöl zur Hand haben, können Sie stattdessen auch Olivenöl verwenden.

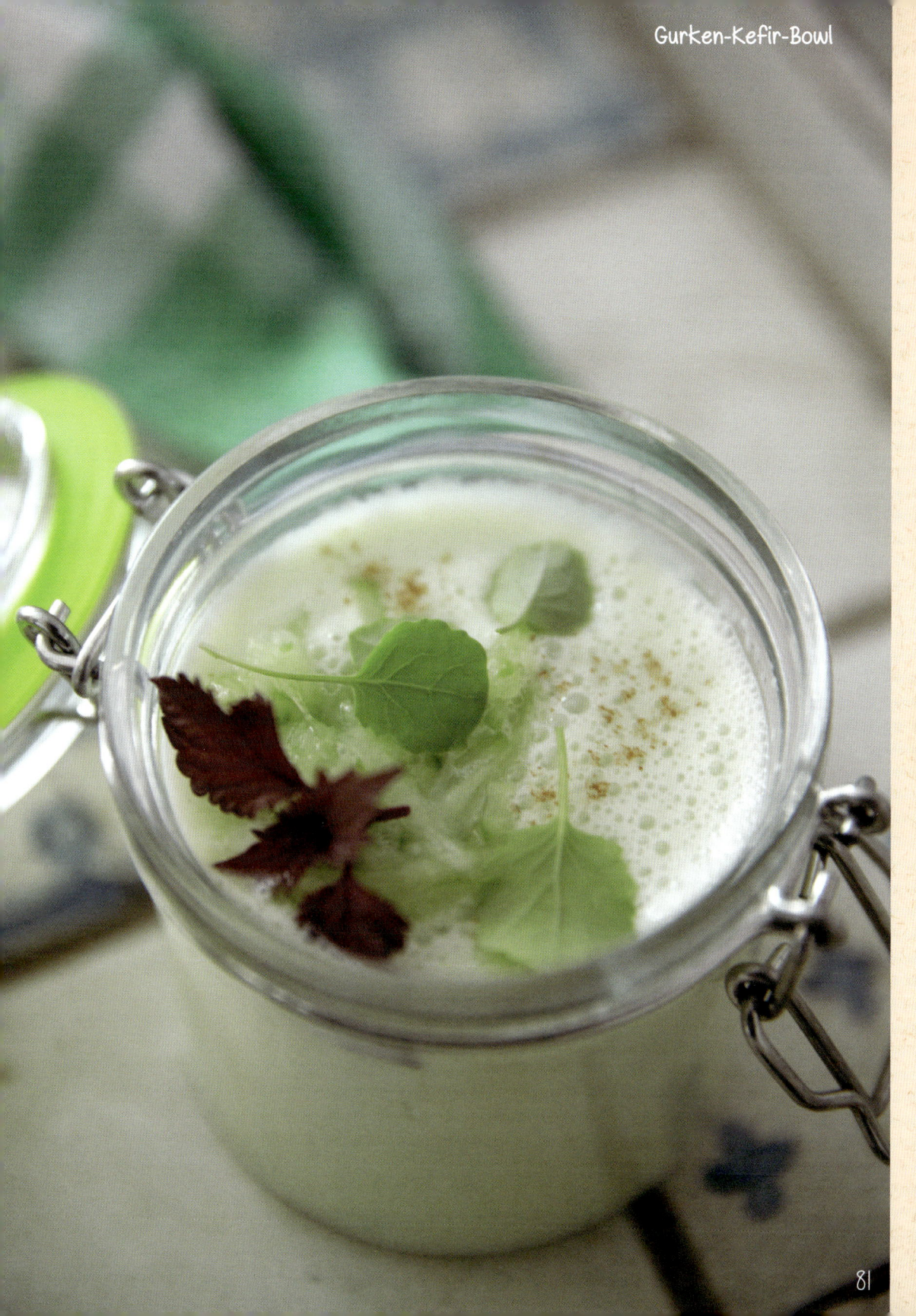

MISOSUPPE

Zutaten für 4 Personen:
1 ½ dünne Stangen Lauch, 250 g Tofu, 800 ml Dashi-Brühe, 80 g rote Misopaste

Zubereitung:
Den Lauch putzen, waschen, längs halbieren und in Ringe schneiden. Den Tofu
würfeln. Die Dashi-Brühe in einen Topf geben und erhitzen (nicht aufkochen).
Die Misopaste durch ein Sieb direkt in die Brühe passieren. Mit einem Schnee-
besen verrühren. Die Tofuwürfel und den Lauch hinzufügen und ca. 1 Minute in der
heißen Brühe ziehen lassen. Die Suppe in Schälchen füllen und sofort servieren.

Tipp: Man kann die Misosuppe mit Kombu-Algen (Präbiotikum!), frischem Ingwer,
Frühlingszwiebeln, Shiitake-Pilzen oder einem anderen Gemüse verfeinern.

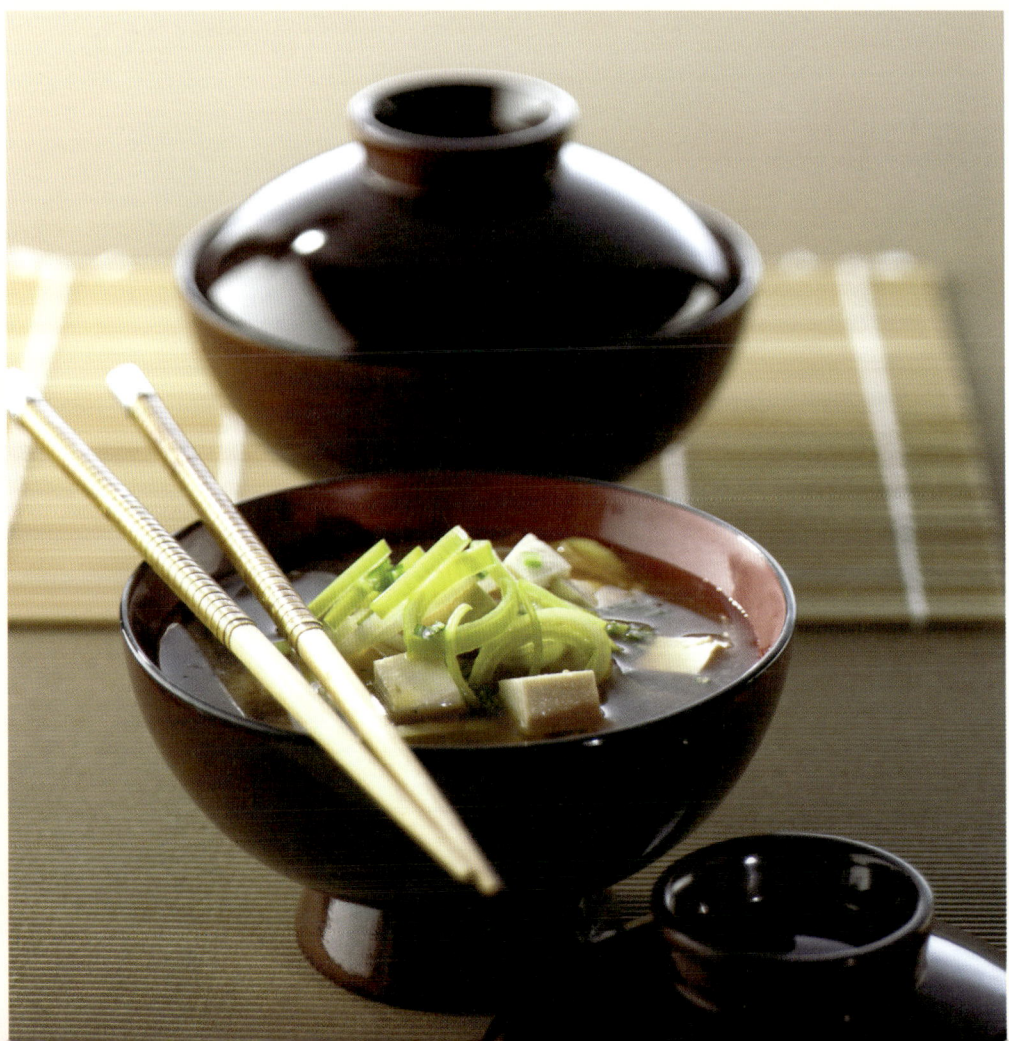

Auf der Einkaufsliste: Ballaststoffe

- Getreide: Roggen, Dinkel, Grünkern, Weizen, Hafer (entspelzt), Gerste (entspelzt)
- Brot/Gebäck: Roggenknäcke-, Weizenknäcke-, Roggenvollkorn-, Mehrkorn-, Weizenvollkornbrot
- Getreideprodukte: Weizenspeisekleie, Müsli, Haferflocken, Vollkornnudeln (gekocht)
- Gemüse: Rosenkohl, Knollensellerie, Fenchel, Weißkohl, Brokkoli
- Hülsenfrüchte: Kidneybohnen, weiße/rote Bohnen, grüne/gelbe Erbsen
- Obst: Heidelbeeren, Himbeeren, Kiwi, Johannisbeeren, Brombeeren
- Trockenobst: Feigen, Pflaumen, Aprikosen, Sultaninen
- Nüsse/Ölsaaten: Mandeln, Kokosnüsse, Haselnüsse, Erdnüsse, Paranüsse

FIT DURCH BALLASTSTOFFE

Der Sammelbegriff Ballaststoffe (Faserstoffe) betrifft die unverdaulichen Bestandteile von Nahrung pflanzlicher Herkunft. Sie wandern mit der Nahrung unverändert durch den Dünndarm und sind Futter für Dickdarmbakterien. Es gibt wasserlösliche Ballaststoffe wie Johannisbrotkernmehl, Guar, Pektine und Dextrine. Ein wasserunlöslicher Ballaststoff ist Zellulose, die in Obst und Gemüse vorkommt. Hemizellulosen sind im Getreide enthalten, Lignine in Obst und Getreide, Beta-Glucane in Getreide, Pektine in Obst, die Alginsäure in Braunalgen, Carrageen in Rotalgen, Agar-Agar in Braunalgen, Pflanzengummi in Johannisbrotkernmehl und Schleimstoffe in Leinsamen. Ballaststoffe regulieren den Stuhlgang, senken den Cholesterinspiegel im Blut, schützen das Herz und sind vor allem für Diabetiker sehr empfehlenswert.

Es handelt sich im Prinzip um Kohlenhydrate, die für den Dünndarm unverdaulich sind. Deshalb werden sie nicht direkt verstoffwechselt. Allerdings fermentieren Mikroorganismen im Dickdarm den Großteil der Ballaststoffe.

Ballaststoffe in pflanzlichen Lebensmitteln

- Zellulose: Getreide, Obst, Gemüse
- Hemizellulose: Vollkorngetreide, Gerste, Hülsenfrüchte
- Lignin: Obstkerne, Gemüse (grüne Bohnen), Getreide
- Pektin: Obst, Gemüse (z. B. Äpfel, Quitten)
- Alginate: Algen (Agar-Agar, Carrageen)
- Inulin: Chicorée, Schwarzwurzeln, Topinambur, Zutaten der Lebensmittelherstellung (z. B. im Joghurt)

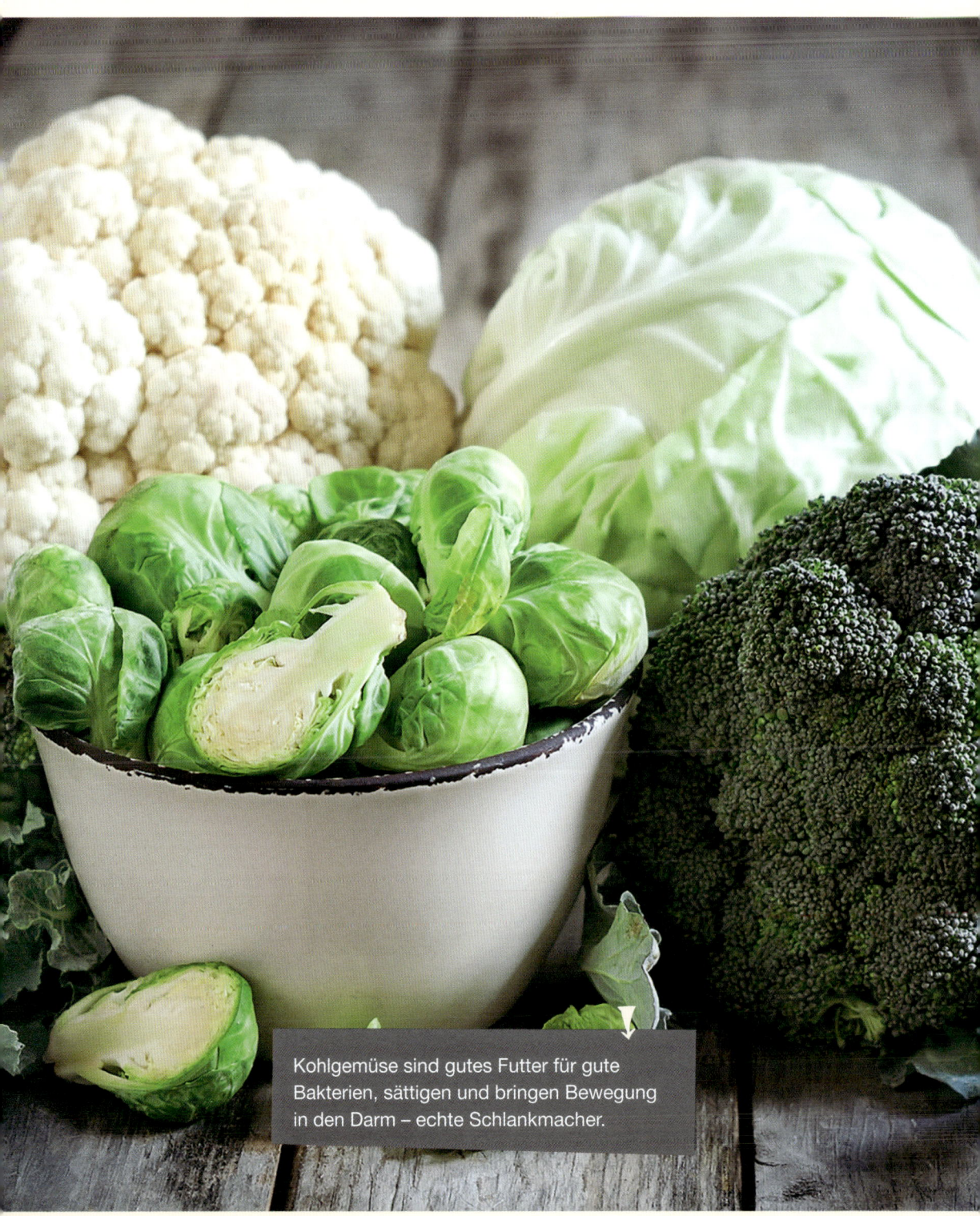

Kohlgemüse sind gutes Futter für gute Bakterien, sättigen und bringen Bewegung in den Darm – echte Schlankmacher.

Dort werden sie in kurzkettige Fettsäuren umgewandelt und sind dann verwertbar. Darüber hinaus haben unverdauliche Faserstoffe ein 100-faches Wasserbindungsvermögen. Sie können Giftstoffe unschädlich machen und Gallensalze binden. Ballaststoffe sind auch an der Aktivierung von Hormonen beteiligt. Da Ballaststoffe in Verbindung mit Wasser aufquellen, verstärken sie das Sättigungsgefühl im Magen und erhöhen das Stuhlvolumen im Darm. Dadurch nimmt der Druck auf die Darmwände zu. Das regt die Darmbewegung (Peristaltik) an und verkürzt die Verweildauer der Ballaststoffe im Darm. Schadstoffe werden rascher ausgeschieden. Aus diesen Gründen stehen reichlich Ballaststoffe auf dem Speiseplan, wenn man abnehmen will – und vergessen Sie nicht, viel zu trinken.

Einige Ballaststoffe binden und entsorgen schädliche Substanzen. Manche Ballaststoffe binden primäre Gallensäuren, die sonst in krebserregende sekundäre Gallensäuren umgewandelt würden. Andere Ballaststoffe vermitteln die Entstehung von Buttersäure während der Verdauung. Buttersäure wirkt krebshemmend. Seit den 1970er-Jahren wird die Vorbeugung mit Ballaststoffen intensiv erforscht. Krebsvorbeugende Wirkungen wurden beobachtet. Ballaststoffreiche Ernährung ist sehr gesund und empfehlenswert (mindestens 25 bis 30 Gramm pro Tag).

Bei unverdaulichen Ballaststoffen haben menschliche Enzyme keine Chance. Wenn es um die Zerlegung von Ballaststoffen geht, ist *Faecalibacterium prausnitzii* ein besonders fleißiger Helfer. Aus den Pflanzenfasern stellt es Buttersäure her, die das Darmepithel mit Energie versorgen und Entzündungen hemmen (via Signalhemmung). Zudem säuert es den Darminhalt an, was Salmonellen und andere unerwünschte Gäste gar nicht mögen. Wenig überraschend haben Menschen mit chronischen Darmentzündungen kaum Prausnitzii-Keime im Darm, folglich auch niedrige Buttersäurekonzentrationen.

Wenn Sie es schaffen, 25 bis 30 Gramm Ballaststoffe pro Tag aufzunehmen, sind Sie auf dem gesunden Weg in Richtung Fitness und Wohlfühlgewicht unterwegs. Hier kommen fünf Tipps zur ballaststoffreichen Ernährung:

1. Achten Sie beim Frühstück auf Ballaststoffe: Essen Sie z. B. Müsli mit Vollkornflocken, Apfelstückchen mit Schale, Leinsamen, Sesam und Nüsse, Himbeeren, Heidelbeeren oder Brombeeren (frisch oder tiefgekühlt).

2. Vollkorn bevorzugt: Vollkornbrot/-nudeln/-reis sind ballaststoffreich. Vollkornnudeln enthalten das Dreifache an Ballaststoffen (9 Gramm) im Vergleich zu weißer Pasta. Mischen Sie zur Abwechslung Vollkorn- und Weißmehlprodukte (Achtung, verschiedene Kochzeiten). Beim Brot gibt es außer Pumpernickel jede Menge leckere Vollkornbackwaren.

3. Nüsse und Rohkost: Salate und Gemüserohkost sind erfrischende und gesunde Ballaststoffbeilagen – unverzichtbar für fast jedes Gericht. Nüsse als Zutat zum Frühstück oder Mittagessen verfeinern jede kulinarische Komposition. Sie haben zwar reichlich Kalorien, man braucht aber nicht viel davon – und sie sättigen hervorragend.

4. Immer mit der Ruhe: Schockieren Sie Ihren Dickdarm nicht mit urplötzlichen Ballaststoffattacken. Erhöhen Sie langsam und schrittweise das Ballaststoffangebot, damit sich die Darmflora darauf einstellen kann.

5. Viel trinken: Wer abnehmen will, ist immer gut beraten, auf ausreichende Trinkmengen zu achten. Ballaststoffe sind auch Quellstoffe, die die Verdauung aktivieren. Bevorzugen Sie kalorienfreie Getränke wie Wasser, Tee, Kaffee oder Malz-/Zichorienkaffee. Wenn Sie Kleie verwenden, müssen Sie noch mehr trinken, denn sie bindet die vier- bis fünffache Wassermenge.

Lebensmittel mit Ballaststoffen

Produkt	Lebensmittel	Ballaststoffe in g pro 100 g
Getreide	Roggen	13,4
	Dinkel, Grünkern	9,9
	Weizen	9,6
	Hafer (entspelzt)	9,3
	Gerste (entspelzt)	8,7
Brot/ Kleingebäck	Roggenknäckebrot	14,1
	Weizenknäckebrot	12,9
	Roggenvollkornbrot	8,9
	Mehrkornbrot	8,0
	Weizenvollkornbrötchen	7,7
Backwaren	Zwieback	5,2
	Zwiebelkuchen	4,9
	Pflaumenkuchen	4,9
	Vollkornbiskuit, Tortenboden	4,3
	Kräcker	2,4
Getreide-produkte	Weizenspeisekleie	49,3
	Müsli	14,3
	Haferflocken	9,5
	Vollkornnudeln, gekocht	4,4
	Vollkornreis, gekocht	1,0
Gemüse	Rosenkohl	4,4
	Knollensellerie	4,2
	Fenchel	3,3
	Weißkohl	3,0
	Brokkoli	3,0
Hülsenfrüchte	Kidneybohnen	8,3
	weiße Bohnen	7,5
	rote Bohnen	6,0
	grüne Erbsen	5,0
	gelbe Erbsen	4,9
Obst	Heidelbeeren	4,9
	Himbeeren	4,7
	Kiwi	3,9
	Johannisbeeren	3,5
	Brombeeren	3,2
Trockenobst	Feigen	9,6
	Datteln	9,2
	Pflaumen	9,0
	Aprikosen	8,0
	Sultaninen	5,4
Nüsse/Ölsaaten	Mandeln	9,8
	Kokosnüsse	9,0
	Haselnüsse	7,4
	Erdnüsse	7,1
	Paranüsse	6,7

Quelle: Vereinigung Getreide-, Markt- und Ernährungsforschung

SOMMERLICHE ERBSENSUPPE

Erbsen enthalten Ballaststoffe und pflanzliches Eiweiß – energiereiche Sattmacher-kost und gut für die schlanke Linie.

Zutaten für 4 Portionen:

1,2 kg grüne Erbsen (TK), 250 g Zwiebeln, 60 g frische Minzeblätter, 2 EL Butter, 2 EL Olivenöl, 2 l Gemüsebrühe, 250 g saure Sahne, unjodiertes Salz und Pfeffer aus der Gewürzmühle

Zubereitung:

Die Erbsen auftauen. Die Zwiebeln schälen und fein würfeln. Die Minze waschen, trocken tupfen und grob hacken. Butter und Olivenöl in einem Topf erhitzen und die Zwiebeln darin glasig schwitzen. Die Erbsen hinzufügen, kurz durchrühren und das Ganze mit der Gemüsebrühe ablöschen. Aufkochen lassen, die Suppe mit einem Deckel halb abdecken und den Herd herunterschalten. Auf mittlerer Flamme ca. 15 Minuten köcheln lassen. Die Minze unterheben und die Suppe leicht abkühlen lassen, anschließend mit dem Mixstab pürieren und die saure Sahne unterheben. Die Suppe wieder leicht erhitzen (nicht kochen!), mit Salz und Pfeffer abschmecken und servieren. Soll die Suppe kalt gegessen werden, nach dem Unterziehen der sauren Sahne mindestens eine Stunde in den Kühlschrank stellen.

Tipp: Auf die Suppe vor dem Servieren geschälte, gekochte oder geröstete Krabben geben.

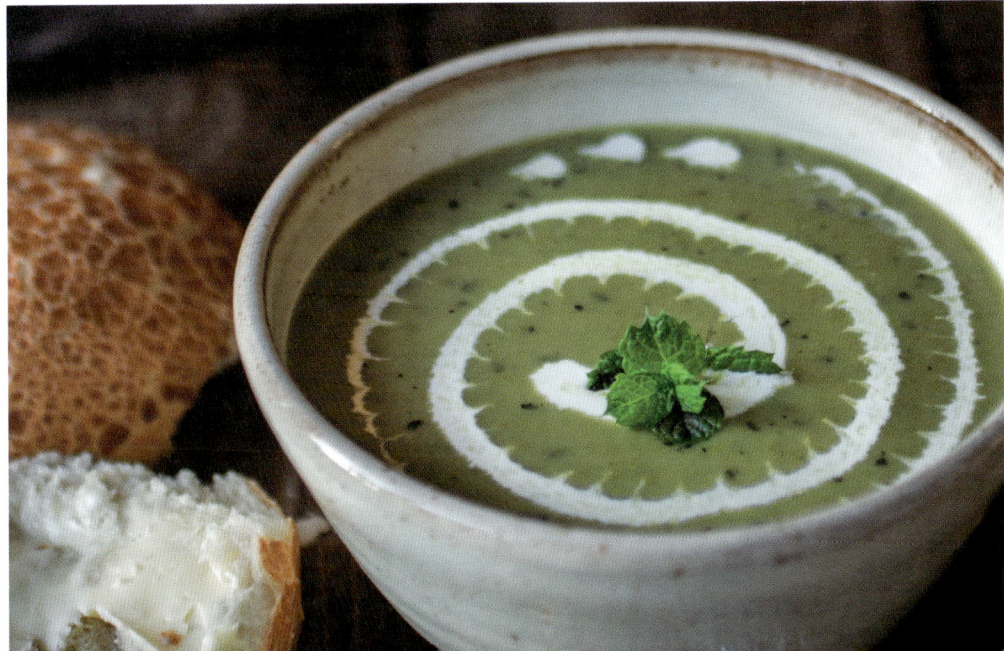

GEBACKENER FENCHEL

Fenchel ist ein ballaststoffreicher Leckerbissen für gute Darmbakterien – mit Knoblauch, Olivenöl, Weißwein und mediterranen Kräutern auch ein Fest für den Gaumen.

Zutaten für 4 Personen:
500 g Fenchelknollen
2 Schalotten
1 Knoblauchzehe
2 EL kalt gepresstes Olivenöl
125 ml trockener Weißwein
2 Thymianzweige
1 Rosmarinzweig
Saft von ½ Zitrone
unjodiertes Salz
frisch gemahlener weißer Pfeffer
1 Lorbeerblatt
200 ml Gemüsebrühe
10 schwarze Oliven

Zubereitung:
Die Fenchelknollen putzen, die Stielansätze entfernen, das Fenchelkraut abschneiden und beiseitelegen. Die Knollen je nach Größe längs vierteln oder achteln. Die Schalotten und den Knoblauch schälen und fein würfeln.
Das Öl in einem Bratentopf erhitzen und die Schalotten und den Knoblauch darin glasig dünsten. Die Fenchelstücke nebeneinander darauf anordnen und mit dem Wein ablöschen. Thymian und Rosmarin waschen, trocken schütteln, die Blätter und Nadeln abzupfen, etwas zerkleinern und dazugeben. Mit Zitronensaft, Salz, Pfeffer und Lorbeerblatt würzen. Mit Gemüsebrühe aufgießen und in den vorgeheizten Backofen geben. Bei 200 Grad 40 Minuten garen, bis der Fenchel weich ist.
Die Oliven halbieren, entsteinen und vierteln. Das Fenchelgrün fein hacken.
Den Bräter aus dem Ofen nehmen, den Fenchel herausnehmen und warm stellen.
Die Sauce bei hoher Hitze einkochen lassen und nochmals abschmecken.
Den Fenchel auf einer Platte anrichten, mit den Oliven und dem Fenchelgrün bestreuen und mit der Sauce überziehen.

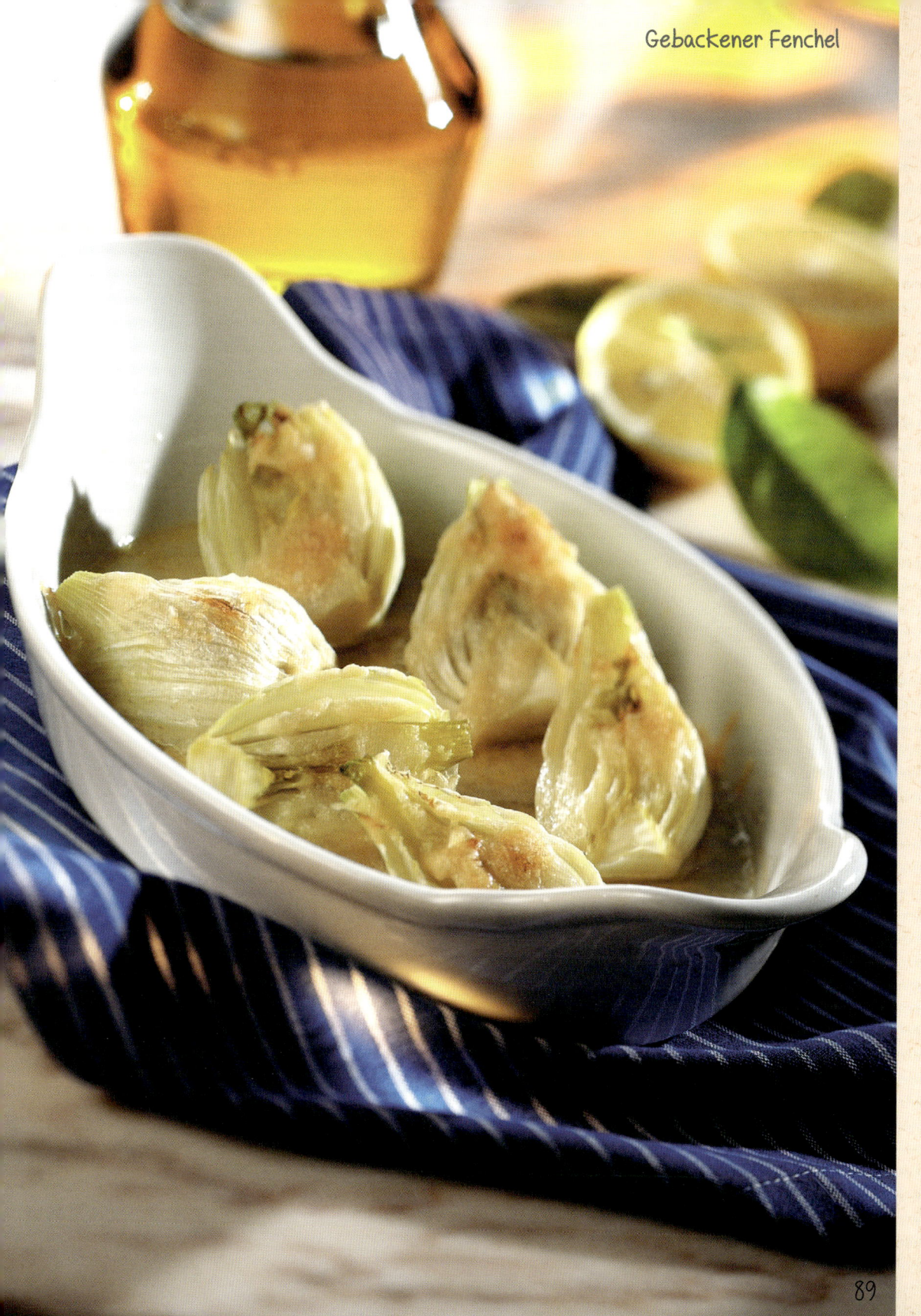

BUNTER KRAUTSALAT

Kohl gehört zu den gesündesten und am meisten unterschätzten Gemüsen.
Ballaststoffe und Naturjoghurt sind ein Festmahl für Ihre Darmflora.

Zutaten für 4 Personen:
300 g geputzter Weißkohl
200 g geputzter Rotkohl
200 g Möhren
1 grüne Paprikaschote
1 kleine Zwiebel
75 g Naturjoghurt
4 EL Weinessig
1 EL weißer Balsamicoessig
½ TL Senf
Honig
unjodiertes Salz
frisch gemahlener Pfeffer

Zubereitung:
Den Weißkohl und den Rotkohl in feine Streifen schneiden. Die Möhren schälen,
waschen und ebenfalls in feine Streifen schneiden. Die Paprikaschote halbieren,
entkernen, die Trennwände entfernen, die Paprika waschen und fein würfeln.
Die Zwiebel schälen und in feine Würfel schneiden. Das Gemüse in einer großen
Schüssel miteinander vermischen.
Aus Joghurt, den beiden Essigsorten und Senf ein Dressing anrühren, mit Honig,
Salz und Pfeffer würzig abschmecken. Das Dressing zum Gemüse geben und alles
gut miteinander vermengen. Den Krautsalat 2 Stunden gut durchziehen lassen.

Tipp: Mischen Sie zusätzlich noch einen in Streifen geschnittenen Kohlrabi unter
den Salat.

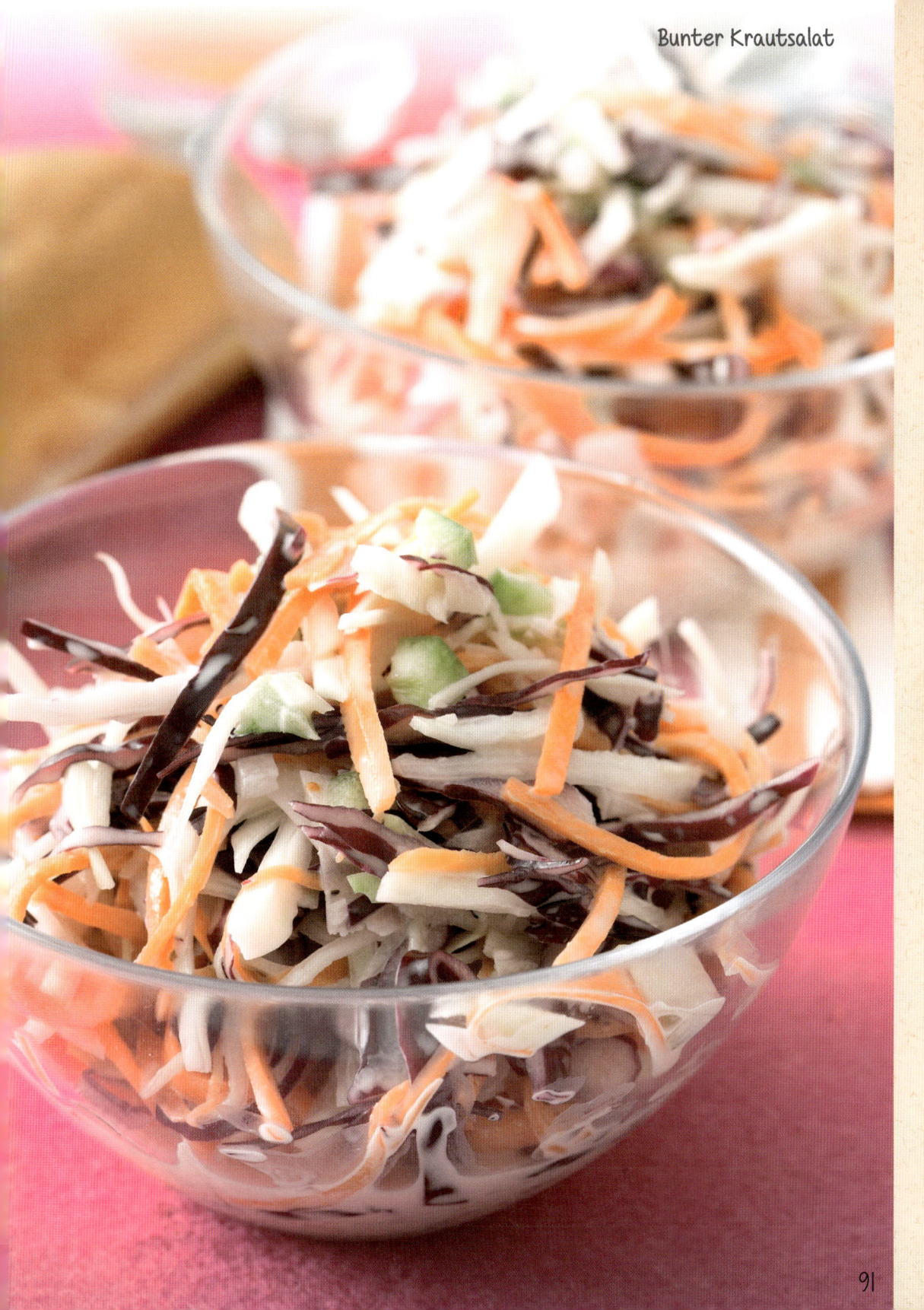

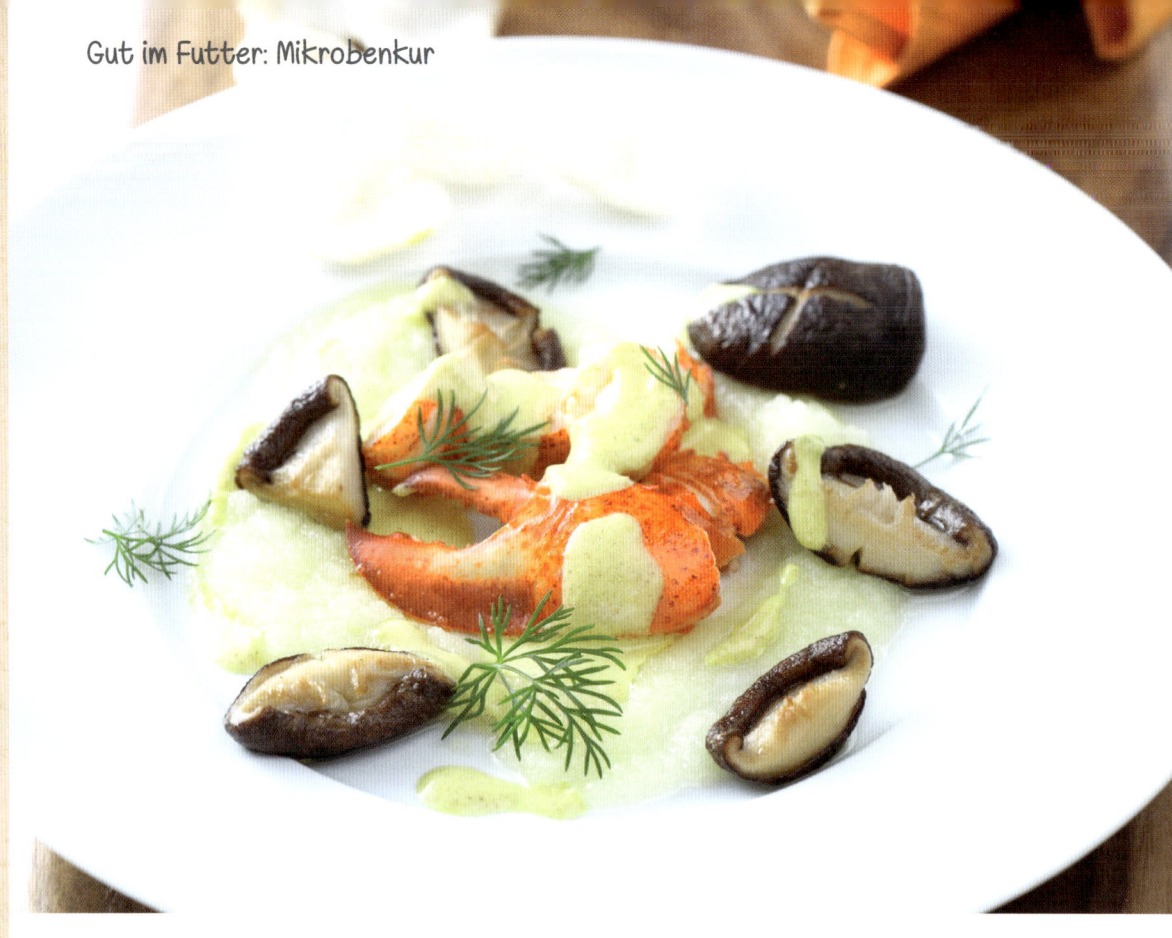

HUMMER MIT SHIITAKE-PILZEN UND APFELPÜREE

Äpfel enthalten Pektin, eine überaus geschätzte Bakterienmahlzeit. Dazu gibt es hochwertiges Schlankmacher-eiweiß und eine Extraportion Vitamin D in den Shiitake-Pilzen.

Zutaten für 4 Portionen:
125 ml frisch gepresster Zitronensaft, 1 EL Wildblütenhonig, 2 grüne Äpfel (250 g, z. B. Granny Smith), unjodiertes Salz aus der Gewürzmühle, ½ TL Kümmel, 2 Hummer à 600 g, 3 Schalotten, 50 g Butter, 1 TL mildes Currypulver, 125 ml Hummerfond, 125 g saure Sahne, 1 Prise Safran-pulver, 200 g Shiitake-Pilze, 1 EL Sojasauce

Zubereitung:

Den Zitronensaft 2 Minuten mit dem Honig aufkochen. Die Äpfel waschen, halbieren, entkernen und würfeln, zum Zitronensaft geben. Dann die Apfelwürfel pürieren und das Püree kalt stellen. Nun in einem großen Topf Wasser mit Salz und Kümmel sprudelnd aufkochen lassen und den Hummer kopfüber hineingeben. Zugedeckt ca. 15 Minuten köcheln lassen. Nach dem Auskühlen den Hummer aus dem Panzer brechen und das wertvolle Schwanzfleisch in Scheiben schneiden. Die Schalotten schälen und fein hacken, in 10 g Butter glasig dünsten und mit Currypulver anstäuben. Mit 125 ml Hummerfond und saurer Sahne auffüllen und alles bei starker Hitze auf die Hälfte einkochen lassen. Mit Safranpulver und Salz würzen. Die Sauce durch ein feines Haarsieb passieren und warm stellen. Die Stiele der Pilze abtrennen, die Pilze oben einschneiden und in der restlichen Butter ca. 2 Minuten braten, mit Sojasauce würzen. Auf dem Teller einen Ring aus Apfelpüree ziehen. In die Mitte die Hummerscheiben mit der Curry-Safran-Sauce füllen und die Pilze rundherum verteilen.

KIWIQUARK MIT AMARETTINI

Quark hat probiotische Qualitäten, Mandeln enthalten Ballaststoffe und hochwertige Fettsäuren.

Zutaten für 4 Portionen:
100 g Amarettini (ital. Bittermandel-Makronen), 400 g Magerquark, 2 Prisen gemahlener Zimt, 2 EL Wildblütenhonig, 4 reife Kiwis

Zubereitung:
Zunächst die Amarettini fein hacken. Nun den Quark in einer Schüssel mit den gehackten Amarettini, Zimt und Honig glatt rühren. Die Kiwis schälen und in kleine Würfel schneiden. Anschließend in Cocktail- oder Longdrinkgläser jeweils 2 EL Kiwiwürfel geben. Die restlichen Kiwiwürfel unter den Quark ziehen. Die Quarkmasse sauber in die Gläser abfüllen und kalt stellen.

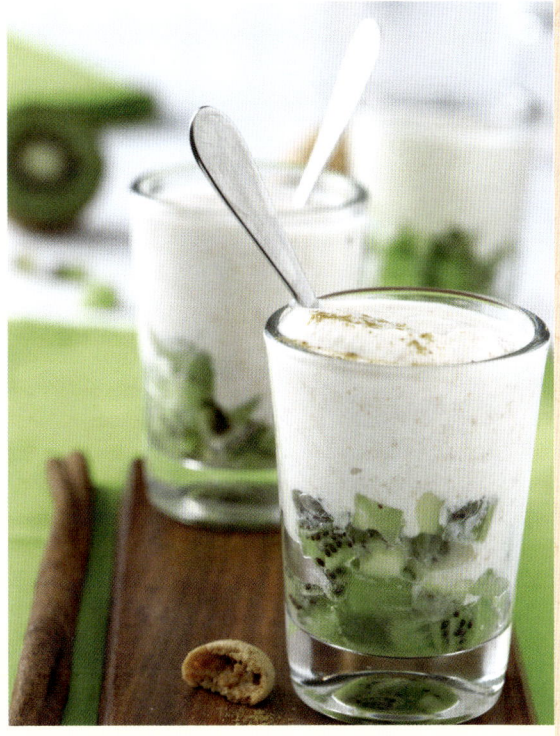

Entzündungshemmer im Essen

- Achten Sie auf die gesunde Balance von Omega-6- und Omega-3-Fettsäuren (1:1 bis 4:1).
- Mehr Omega-3-Fettsäuren: enthalten in Fischöl, Pflanzenölen, Nüssen.
- Schwer verdauliche Kohlenhydrate und Ballaststoffe: in Obst und Gemüse.
- Sekundäre Pflanzenstoffe: Vitamine und Antoxidanzien in Obst und Gemüse.
- Setzen Sie bewusst Raps-, Lein- oder Walnussöl ein.
- Bevorzugen Sie fetten Fisch: Lachs, Makrele, Hering.
- Benutzen Sie häufiger Gewürze: Ingwer, Kurkuma und frische Kräuter wie Basilikum, Rosmarin oder Oregano.

ENTZÜNDUNGSHEMMER: DARMBARRIERE

Eine intakte Darmbarriere ist lebenswichtig. Da die Innenseite des Darmrohrs, wie wir wissen, zugleich eine Außenseite ist, haben Maßnahmen, die die Barriere dicht und widerstandsfähig halten, große Bedeutung. Das Richtige muss durch, und das Falsche muss gestoppt werden. Sie können sich vorstellen, dass an dieser Barriere allerhand Schädliches ankommt, das entschärft werden muss.

Die Darmschleimhaut ist permanenten Angriffen ausgesetzt und reagiert im Verbund mit dem Immunsystem häufig mit kleinen (oder großen) Entzündungen. Ja, hier kommen wieder die ominösen „Minilöcher" ins Spiel (*Leaky-gut*). Mit einer gesunden Ernährung, die guten Darmbakterien reichlich Futter liefert, können Sie Entzündungstendenzen gegensteuern. Man weiß heute, dass Darmentzündungen dick machen.

Für den Schutz der Darmschleimhaut vor Entzündungen spielen nicht nur Ballaststoffe eine Rolle, sondern vor allem auch Fett. Phosphatidylcholin (Lecithin) ist ein besonders wichtiger Fettstoff im Darmschleim. Er hilft bei der Reparatur und Instandhaltung von Darmzellen mit. Lecithin kommt in Soja und Eiern vor.

Man bekommt es auch in der Apotheke. Zucker/Kohlenhydrate liefern schnelle Energie. Zu viel davon ist ungesund. Das gilt auch für die vermeintliche Alternative Fruchtzucker. Die Steinzeitnatur des Menschen ist einfach nicht geeignet für eine „Kohlenhydratmast". Zu viel Zucker kann dick und krank machen, von Diabetes bis Krebs. Zucker fördert Entzündungen im Darm und füttert Krebszellen. Eine kohlenhydratreduzierte Ernährung (Low-Carb) ist immer eine gute Empfehlung. Schlankmachereffekte können darüber hinaus auch mit entzündungshemmenden Gewürzen erreicht werden. Curry, Kurkuma und Ingwer gehören zu den Favoriten der gesunden Schlankmacherküche.

Zuckerfallen

Hauptfeind Nummer eins für die Gesundheit und für Abnehmkandidaten sind die Zuckerbomben. Dies gilt auch für die vermeintliche Zuckeralternative Fruktose, die sich mittlerweile in vielen Lebensmittelprodukten eingenistet hat. Heute konsumieren wir mehr als das Doppelte an Fruchtzucker (ca. 50 Gramm pro Tag) wie unsere Vorfahren. Jeder zweite darmgesunde

Erwachsene bekommt Verdauungsprobleme, wenn er mehr als 50 Gramm Fruchtzucker pro Tag aufnimmt. Achten Sie beim Einkauf (Honig, Softdrinks, Säfte u. a.) auf den Fruchtzuckergehalt: In der Zutatenliste taucht er als „Fruchtsüße", „Fruchtzucker", „Glukose-Fruktose-Sirup" etc. auf). Zu viel Haushaltszucker und Fruchtzucker begünstigen Entzündungen und machen auf Dauer dick. Übergewicht, Fettleibigkeit (Adipositas) und hohe Insulinspiegel sind Risikofaktoren für Diabetes, Herz-Kreislauf- und Krebserkrankungen.

Kohlenhydrate in Lebensmitteln können sehr kalorienreich sein. Aus Tierversuchen weiß man, dass eine begrenzte Kalorienzufuhr krebsvorbeugend wirkt. Man fand heraus, dass Bevölkerungsgruppen, die sich niedrigkalorisch ernähren, seltener an Krebs erkranken und sehr langlebig sind. Das heißt: Wer weniger isst, lebt länger und beugt Krebs vor.

Fitmacher-Fett

Schlankmacherkost ist nicht fettarm, sondern enthält im Gegenteil hochwertige Fette in ausreichender Menge. Doch welche Öle sind hochwertig?

Wenn man sich mit weniger Kohlenhydraten und mehr Fett ernähren möchte, sind Fette mit einfach ungesättigten Fettsäuren und Omega-3-Fettsäuren zu bevorzugen. Solche Fette entsprechen der Steinzeitnatur des Menschen.

Fett ist der energiereichste Nährstoff. Mehrfach ungesättigte Fettsäuren sind Bestandteile von Zellmembranen. Sie sind auch für Botenstoffe erforderlich, die den Blutdruck senken, Entzündungsprozesse hemmen, die Blutgerinnung und den Fettstoffwechsel regulieren. Die Vitamine A, D, E und K werden in Verbindung mit Fett besonders gut aufgenommen.

- Mehrfach ungesättigte Fettsäuren: Es handelt sich um Omega-3-Fettsäuren wie Alpha-Linolensäure und Omega-6-Fettsäuren wie Linolsäure. Beide sind essenzielle Fettsäuren, die aus der Nahrung kommen müssen. Sie helfen bei der Bekämpfung von Giftstoffen, Bakterien, Viren, krebserregenden sowie allergenen Substanzen und schützen die Körperzellen. Fettes Öl vom Hochseefisch enthält Omega-3-Fettsäuren und gilt als gutes Mittel, um Herzinfarkt und Schlaganfall vorzubeugen. Omega-6-Fettsäuren sind vor allem in Borretsch- und Nachtkerzenöl, in Sonnenblumen-, Distel- und Maisöl enthalten, in geringer Menge auch in Fleisch und Milchprodukten. Langkettige Omega-3-Fettsäuren sind zur Energieversorgung des Auges und des Gehirns nötig. Die Omega-3-Fettsäuren Eicosapentaensäure (EPA) und Docosahexaensäure (DHA) finden sich vor allem in fettreichen Meeresfischen wie Makrelen, Thunfisch, Lachs und Hering. Lachs enthält etwa 30 bis 35 Prozent Omega-3-Fettsäuren. Als gesundes Verhältnis von Omega-6- zu Omega-3-Fettsäuren wird 1:1 bis 4:1 angegeben. In der westlichen Welt sind wir aber bei einem Verhältnis von sage und schreibe 15:1 angekommen. Die fischreiche japanische Küche schafft immerhin ein Verhältnis von 2:1.
- Einfach ungesättigte Fettsäuren: Sie können im Körper selbst produziert werden. Wer statt Fleisch und Milchprodukten einfach ungesättigte Fettsäuren in Oliven- und Rapsöl bevorzugt, lebt besonders gesund, da man zusätzlich antioxidatives Vitamin E bekommt.
- Gesättigte Fettsäuren: Das sind reine Kalorienspender und kein lebensnotwendiger Nahrungsbestandteil. Diese Art Fett treibt den Cholesterinspiegel nach oben und soll ungesund für Herz und Kreislauf sein. Das Darmkrebsrisiko kann ansteigen, wenn man reichlich Wurst und rotes Fleisch konsumiert. Ungünstige Fette sind vor allem in vorverarbeiteten Lebensmitteln enthalten.

Überschüssige Energie wird in Körperfett umgewandelt und kann zu Übergewicht führen, mit bekannten Risiken: Diabetes, Bluthochdruck, koronare Herzkrankheit, Fettstoffwechselstörung. Nicht zuletzt erhöht sich auch das Krebsrisiko. Es gibt Hinweise darauf, dass der tägliche Genuss von rotem Fleisch und Wurstwaren das Darmkrebsrisiko ansteigen lässt. Ein hoher Anteil von Transfetten im Nahrungsangebot erhöht die Anfälligkeit für Brust- und Prostatakrebs. Man tut gut daran, auf ein gesundes Wohlfühlgewicht zu achten und öfter Fisch zu essen.

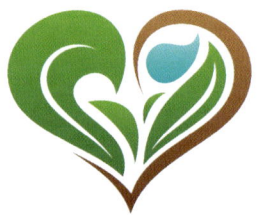

Energiebooster zur Fettschmelze

- Eiweiß: Fisch, Meeresfrüchte, mageres Fleisch
- Omega 3-Fettsäuren: langkettige hoch ungesättigte Fettsäuren in Fisch, Fleisch, Walnüssen, Leinsamen, Lein, Raps, Walnuss, Hanföl
- Einfach ungesättigte Fettsäuren: Ölsäure in Raps und Olivenöl
- Calcium: Milch, Milchprodukte
- Cayennepfeffer: enthält Capsaicin, das den Stoffwechsel bzw. die Energieproduktion und Wärmeabgabe aktiviert
- Kaffee und Tee (ungesüßt oder mit Süßstoff): Koffein aktiviert den Stoffwechsel und erhöht den Energieumsatz

Problematischer Fruchtzucker!

Fruchtzucker (Fruktose) wird im Körper ohne Insulin verstoffwechselt. Stattdessen wird Fruktose in der Leber in Glukose umgewandelt. Das bedeutet, dass Fruchtzucker einen niedrigen glykämischen Indexwert (Glyx) hat. Das ist prinzipiell erwünscht, wenn man abnehmen will. Dennoch wird Fruchtzucker mittlerweile kritisch gesehen:

- Fruchtzucker regt den Appetit an und hat zudem eine nur gering sättigende Wirkung. Man läuft Gefahr, unabsichtlich zu viele Kalorien aufzunehmen.
- Fruchtzucker regt die Neubildung von Fett in der Leber an. Konsumiert man langfristig zu viel davon, droht eine Fettleber (wie bei Alkoholikern)!
- Fruchtzucker erhöht den Blutfettspiegel, speziell den Triglyceridwert.
- Fruchtzucker erhöht den Harnsäurespiegel im Blut, ein Risikofaktor für Gicht.
- Hohe Mengen Fruchtzucker fördern die Gewichtszunahme.
- Halten Sie sich bei den süßesten Früchten mengenmäßig zurück.
- Vorsicht: Reichlich Fruchtzucker ist häufig undeklariert in süßen Fruchtsäften oder Smoothies enthalten!

Fettinfo

- Fett ist der energiereichste Nährstoff, er enthält 9 Kalorien pro Gramm (zum Vergleich: Kohlenhydrate und Eiweiß je 4 Kalorien).
- Fett ist Baustoff für Struktur und Zellmembranen.
- Fett ist wichtiger Geschmacksträger und vermittelt ein Sättigungsgefühl.
- Fett ist für die Aufnahme fettlöslicher Vitamine erforderlich (Vitamin A, D, E, K).
- Fett in Verbindung mit Kohlenhydraten verlangsamt den Blutzuckeranstieg.
- Fettstoffe sind am Aufbau von Hormonen und an der Entwicklung des Gehirns beteiligt und unterstützen Immunfunktionen.

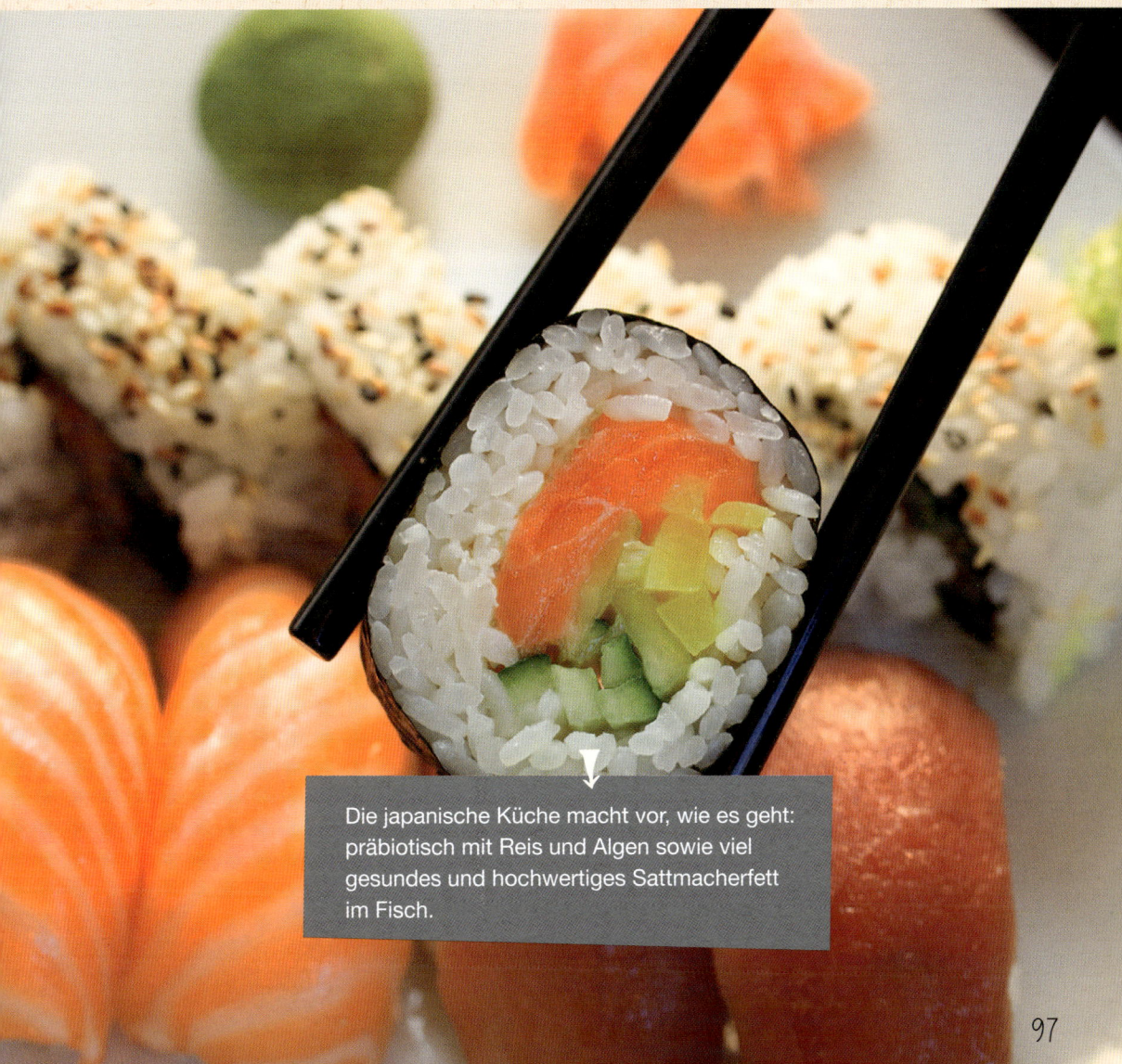

Die japanische Küche macht vor, wie es geht: präbiotisch mit Reis und Algen sowie viel gesundes und hochwertiges Sattmacherfett im Fisch.

Fett in Lebensmitteln			
Fett	Lebensmittel	Anteil an der Gesamtfettaufnahme (maximal 30 % der Nahrungskalorien)	Empfehlung für die Ernährung
Mehrfach ungesättigte Fettsäuren	Fetter Fisch (Lachs, Makrele, Hering, Sardinen), Schalentiere, Nüsse, Ölsaaten, Pflanzen-öle (Sonnenblumen-, Mais-, Leinsamen-, Raps-, Distel-, Sojabohnenöl)	7 bis 10 Prozent	Zwei- bis dreimal pro Woche
Einfach ungesättigte Fettsäuren	Olivenöl, Rapsöl, Avocado, Erdnüsse, Erdnussbutter, Mandeln, Nüsse, Ölsaaten	10 bis 16 Prozent	Olivenöl für die Küche
Gesättigte Fettsäuren	Rind-, Schweine-, Lamm-fleisch, Hühnerhaut, Milch, Butter, Käse, Sahne, Eis, Eigelb, Schweineschmalz, Rindertalg, Kokosfett, Palmöl, Kakaobutter	7 bis 10 Prozent	Fettarme Produkte (tierische Fette), Geflügel
Gehärtetes Pflanzenfett	Margarine u. a.	–	–
Transfett (teilweise gehärtetes Pflanzenfett)	Kuchen- und Keks-Fertig-produkte, Chips, Pommes, Mikrowellenpopcorn, Instant-Saucen (Pulver), Backmischungen	–	–

Küchentipps

- Mehrfach ungesättigte Fettsäuren sind hitzeempfindlich. Kurze Garzeiten bei geringer Hitze sind deshalb empfehlenswert bei Fisch, Meeresfrüchten oder Pflanzenölen. Fetter Fisch, am besten frisch, ist sehr empfehlenswert (tiefgekühlt ist er nicht lange vollwertig haltbar).
- Einfach ungesättigte Fettsäuren in Oliven- und Rapsöl sind wärmestabiler, sollten aber nicht zu stark erhitzt werden. Ein Salatdressing mit solchen Ölen ist schmackhaft und sehr gesund. Benutzen Sie leckeres Oliven- oder Rapsöl auch zum Backen.
- Gesättigte Fettsäuren sind reichlich in Kokosfett enthalten. Benutzen Sie nur das gut hitzestabile Kokosfett zum Frittieren. Allerdings sind gesättigte Fettsäuren reine Energiespender und gelten nicht als optimal gesundheitsfördernd.
- Für Ofengerichte brauchen Sie weniger Fett als bei gebratenen Speisen.
- Wenn Sie auf tierisches Fett in Fleisch nicht verzichten wollen: Schneiden Sie sichtbares Fett am Fleisch direkt ab und gießen Sie fetten Bratensaft ab.
- Benutzen Sie Walnüsse als Zutat für kreative Menükompositionen.
- Wurstwaren enthalten reichlich gesättigte Fettsäuren und viel Kochsalz. Wer seltener Wurst isst, beugt Krebs vor.

Schlankmacher-Kräuter

Küchenkräuter sind auch Heilkräuter. Für den Darm und die Verdauung sind zahlreiche Gewürzkräuter äußerst hilfreich. Dies gilt insbesondere für ihre entzündungshemmenden Wirkungen und für die Abwehr von ungebetenen Krankmacherkeimen. Je gesünder der Darm ist und je weniger Entzündungsaktivität vorherrscht, desto besser klappt das Abnehmen.

Ein Großteil der bekannten Gewürze und Kräuter sind nicht nur bewährte Würzmittel, appetitanregend und verdauungsregulierend, sondern seit Jahrhunderten geschätzte Heilkräuter. Wenn Nahrungsmittel auch Heilmittel sind, trifft dies auf die Gewürzkräuterküche ganz besonders zu. Vor allem sekundäre Pflanzenstoffe wie ätherische Öle, Glucosinolate oder Sulfide tragen zu solchen Wirkungen bei. Safran gilt beispielsweise als vielversprechender Kandidat zur Vorbeugung gegen Leberkrebs.

Gewürzkräuter dienten anfangs dazu, Fleischnahrung besser bekömmlich zu machen. Unumstritten ist, dass Kresse auf dem Grillsteak, Tafelspitz mit Meerrettich und Rosmarin am Brathuhn krebserregende Stoffe neutralisieren und die Gerichte sehr schmackhaft machen. Mediterrane Gewürze wie Thymian, Oregano, Salbei oder Minze sind antioxidativ wirksam und leisten durchaus einen Gesundheitsbeitrag. Küchenkräuter wie Schnittlauch, Petersilie, Salbei, Kerbel, Minze, Melisse oder Basilikum kann man als Topfpflanzen zum Hausgebrauch ziehen. Auch tiefgefrorene Kräuter enthalten noch jede Menge gesunde Inhaltsstoffe.

- Ein bemerkenswertes Küchen- und Heilkraut ist das Ingwergewächs Kurkuma (*Curcuma longa,* Gelbwurz), dessen Wurzel frisch oder getrocknet benutzt wird. Kurkuma gilt im ältesten bekannten Heilsystem des Ayurveda als Nahrungsmittel mit reinigenden Eigenschaften und als Heilmittel bei Verdauungsproblemen, Fieber, Infektionen und Lebererkrankungen. Curcumin könnte verschiedenen Krebsarten vorbeugen: Magen-, Darm-, Haut-, Brust-, Blut-, Eierstock- und Leberkrebs. Curcumin kann offensichtlich sowohl inaktive Krebszellen ausschalten als auch das Wachstum von Tumorzellen hemmen. Es beschleunigt den programmierten Zelltod (Apoptose) oder blockiert die Blutgefäßneubildung (Antiangiogenese). Darüber hinaus wurden auch antientzündliche Eigenschaften entdeckt (COX-2-Hemmung). Vieles spricht dafür, dass man sich mit Kurkuma als Zugabe zu Suppen, Salaten, Nudel- oder Reisgerichten sehr gesund ernährt.

- Kurkuma ist nicht zu verwechseln mit Curry, einer in Indien allgegenwärtigen Gewürzmischung für traditionelle Gerichte. Curry enthält etwa 30 Prozent Kurkuma sowie Kreuzkümmel, Koriander, Kardamom und verschiedene Pfeffersorten (roter, schwarzer, Cayenne-Pfeffer). Man muss erwähnen, dass der Pfefferwirkstoff Piperin den Wirkstoff Curcumin mehr als tausendfach besser verwertbar macht.
In getrockneten Kurkumawurzeln sind etwa fünf Prozent Curcuminoide enthalten, die das Gewürz gelb färben und gesundheitsfördernd wirken. Curcumin verbessert die Durchblutung, senkt die Blutfettwerte, wirkt antioxidativ und krebsvorbeugend.

- Ingwer ist eigentlich unverzichtbar für jede schmackhafte und gesunde Küche. Ingwer enthält Hunderte Komponenten, darunter auch Vitalstoffe: Vitamin C, Magnesium, Eisen, Calcium, Kalium, Natrium und Phosphat.
In frischem Ingwer befinden sich 6 bis 15 Mal mehr antiviral wirksame, essenzielle Öle im Vergleich zum getrockneten Ingwer. Mindestens 18 Wirkeigenschaften sind bekannt, unter anderem: antibakteriell/-viral, pilz-/wurmhemmend, antientzündlich, immunstimulierend und synergistisch. Ingwer wirkt dadurch synergistisch, dass er die Blutgefäße erweitert und den Kreislauf anregt, wodurch andere Kräuter stärker wirksam sind. Ingwer ist ein effektives pflanzliches Antibiotikum.
Im Ayurveda wird Ingwer bei Darminfektionen, Blähungen, Koliken, Erbrechen, Magen-Darm-Krämpfen, Fieber, Erkältung, Husten, Asthma, Verdauungsstörungen, Appetitmangel und Durchfall empfohlen.
Die Traditionelle Chinesische Medizin benutzt Ingwer unter anderem als entgiftendes und entzündungshemmendes Mittel. Empfehlenswert sind in Essig gebeizter Ingwer (traditionelle Sushi-Beigabe in Japan) und kandierte Ingwer-Snacks. Wenn Sie Ingwerwurzeln kaufen, bevorzugen Sie Bio-Qualität.

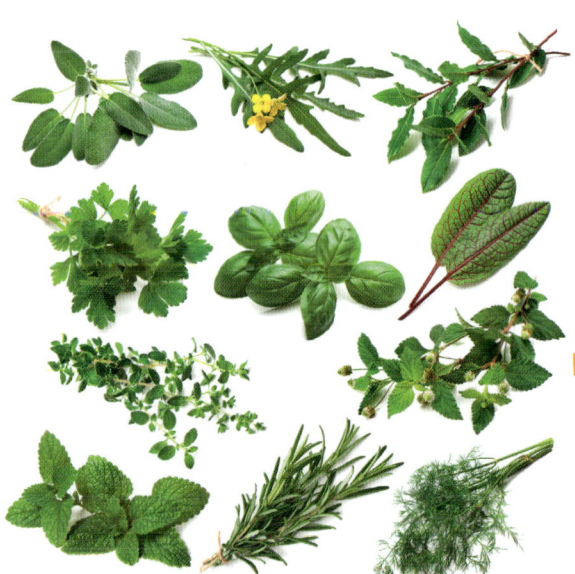

Gewürzkräuter sind auch Heilkräuter, die verdauungsregulierend und entzündungshemmend wirken können.

SPINAT-CURRY-SMOOTHIE

Probiotischer Joghurt und die Curry-Schlankmacher-Kräutermischung helfen beim Abnehmen.

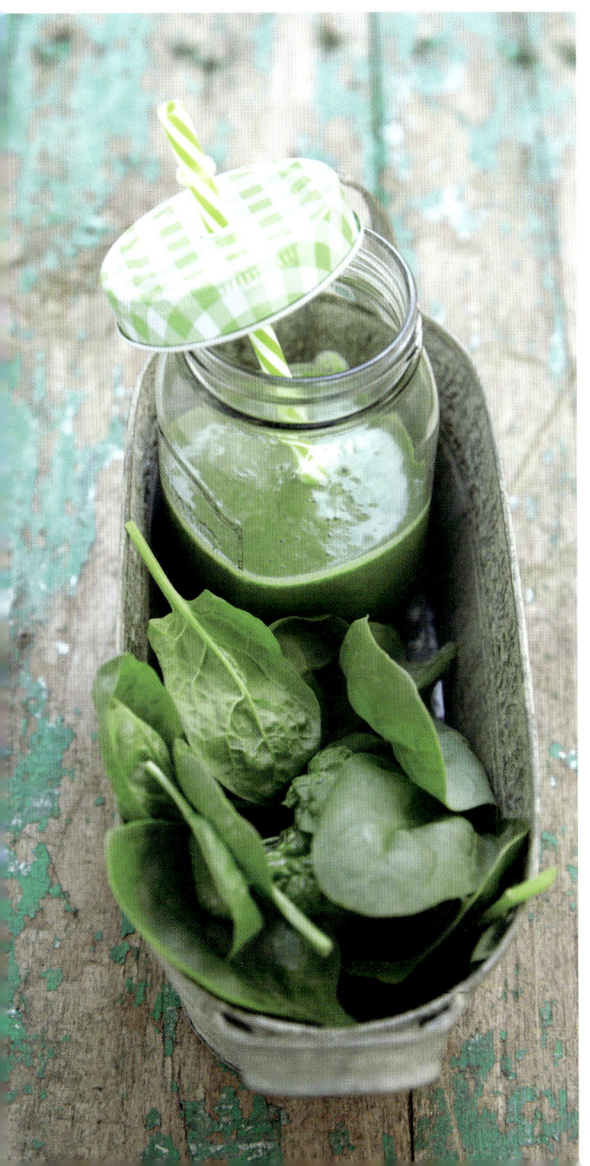

Zutaten für 2 Portionen:
120 g TK-Blattspinat, 2 EL Milch (alternativ Soja- oder Mandelmilch), 300 g Joghurt (alternativ Sojajoghurt), 6–8 TL Currypulver, unjodiertes Salz, Pfeffer aus der Gewürzmühle, 1 EL Rosinen

Zubereitung:
Den Blattspinat etwa 10 Minuten antauen lassen. In grobe Streifen schneiden und gemeinsam mit der Milch in ein hohes Gefäß oder einen Standmixer geben. Joghurt und Curry hinzufügen und alles pürieren. Den Smoothie mit etwas Salz und Pfeffer abschmecken, die Rosinen unterrühren und den Smoothie, der an ferne Länder erinnert, in die Gläser gießen.

Tipp: Lassen Sie sich eine qualitativ wertvolle Currygewürzmischung vom Gewürzhändler Ihres Vertrauens herstellen. Das macht nicht nur den Smoothie, sondern viele Curry-Gerichte zu etwas ganz Besonderem.

ERDNUSS-SUPPE

Reichlich einfach und mehrfach ungesättigte Fettsäuren finden sich in Erdnüssen und Erdnussbutter. Eine leckere Schlankmachersuppe.

Zutaten für 4 Portionen:
150 g Erdnüsse
100 g Erdnussbutter
750 ml Gemüsebrühe
250 g saure Sahne
250 ml Milch
2 Frühlingszwiebeln
2 EL Sherry
unjodiertes Salz
Pfeffer aus der Gewürzmühle

Zubereitung:
Die Erdnüsse fein hacken und in einer Pfanne ohne Fett kurz anrösten. Anschließend in einen Topf geben und mit Erdnussbutter, Gemüsebrühe, saurer Sahne und Milch zum Kochen bringen. Den Herd herunterschalten und die Suppe auf mittlerer Flamme ca. 15 Minuten kochen lassen. In der Zwischenzeit die Frühlingszwiebeln putzen und in Ringe schneiden. Die Suppe anschließend mit Sherry verfeinern und mit Salz und Pfeffer würzen. Die Suppe auf Tellern anrichten und mit Frühlingszwiebelringen garniert servieren.

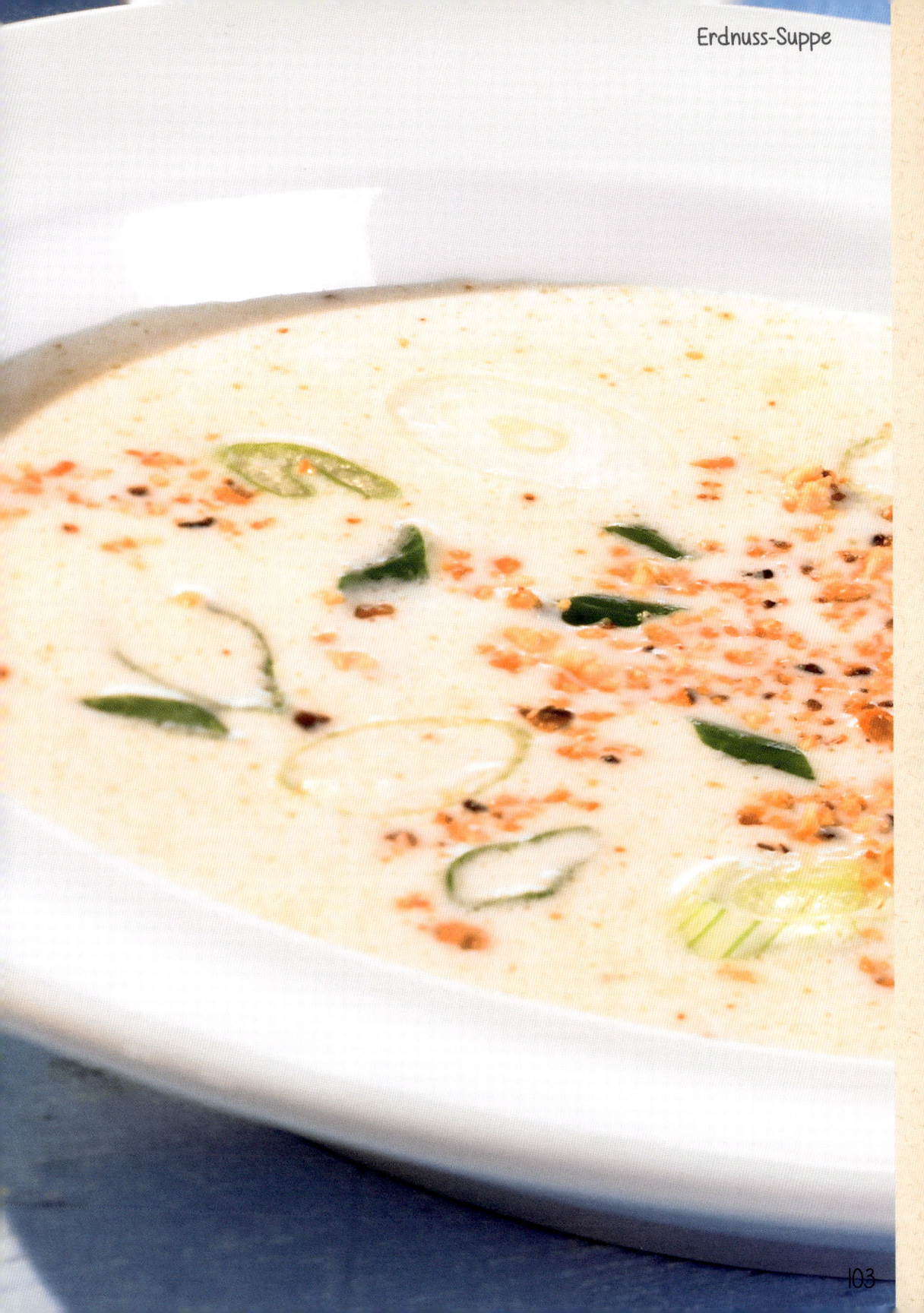

FRISÉESALAT
MIT GEGRILLTEN PFIRSICHEN

Walnüsse und Walnussöl plus Olivenöl sind eine geballte Ladung besonders hochwertiger Fette. Dazu gibt es viel Calcium aus Käse und tierisches Eiweiß vom Serranoschinken. Ballaststoffe in den Pfirsichen sind das leckere i-Tüpfelchen für Ihre Darmflora.

Zutaten für 4 Portionen:
2 Köpfe Friséesalat
2–3 EL Walnusskerne
70 g krümeliger Ziegenkäse
6–7 EL Olivenöl
1 EL Walnussöl
50 g geriebener Parmesan
Saft von 1 Zitrone
unjodiertes Salz
Pfeffer aus der Gewürzmühle
2 große Pfirsiche
8 Scheiben Serranoschinken
Minzblättchen

Zubereitung:
Vom Friséesalat nur die hellen, zarten Innenblätter verwenden. Diese waschen und trocken schleudern, dann in mundgerechte Stücke zupfen.
Die Walnusskerne grob hacken und in einer Pfanne ohne Fett anrösten.
Den Ziegenkäse mit 5 EL Olivenöl und dem Walnussöl cremig rühren.
30 g Parmesan unterheben und den Zitronensaft zügig unterrühren. Mit Salz und Pfeffer würzen. Die Pfirsiche waschen, abtrocknen, halbieren, entkernen und vierteln. Die Pfirsichstücke ganz sparsam mit etwas Olivenöl bepinseln und auf den heißen Grill oder in die Grillpfanne legen. Nach kurzer Zeit, sobald sich das Grillmuster abzeichnet, wenden und von der anderen Seite grillen.
Den Friséesalat durch das Dressing ziehen und auf 4 Tellern anrichten. Mit dem restlichen Parmesan bestreuen, dann die gegrillten Pfirsiche und je 2 Scheiben Serranoschinken dekorativ darauf anrichten. Die Walnusskerne darüberstreuen und den Salat mit Minzblättchen garniert servieren.

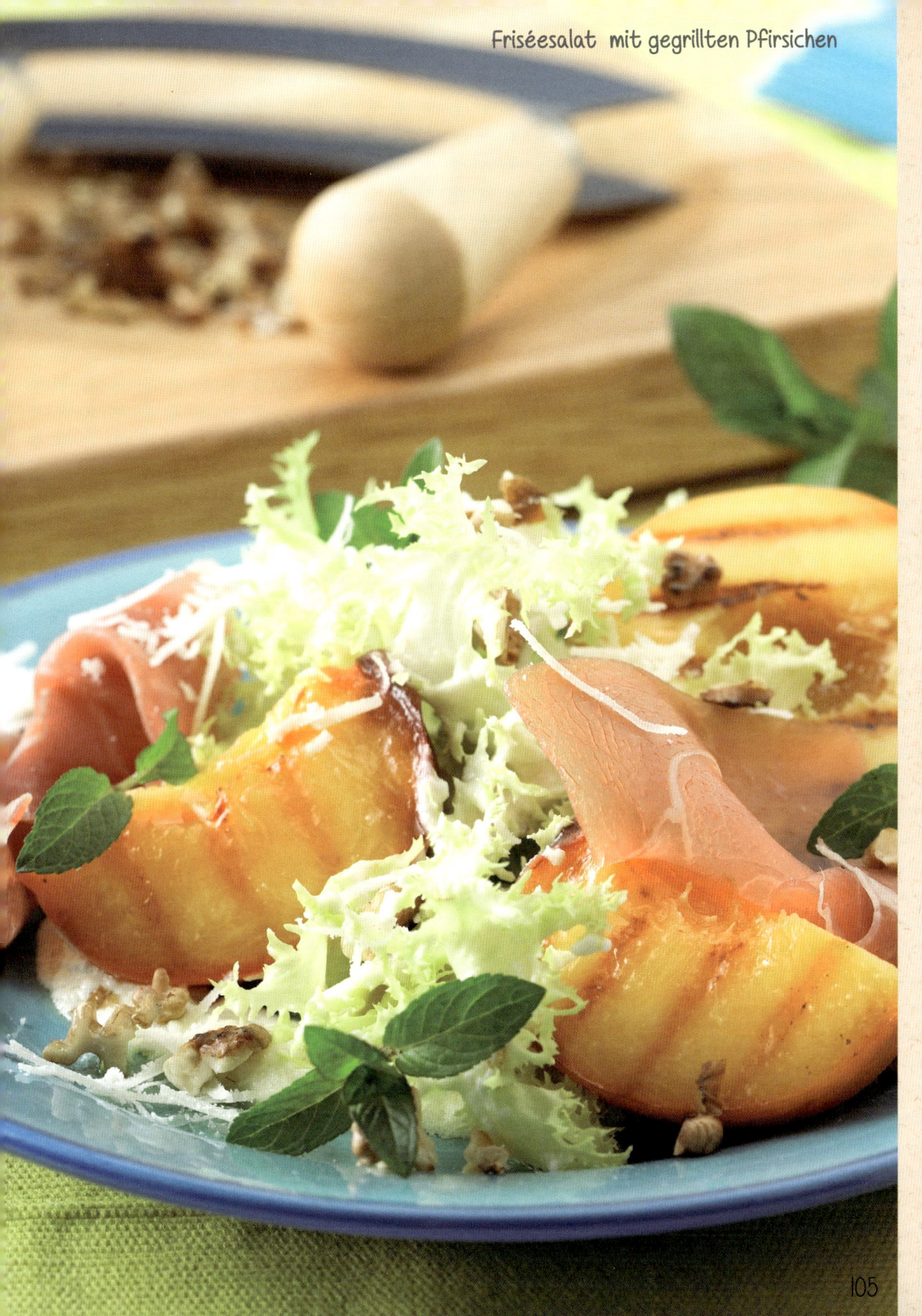

FISCH-GEMÜSE-CURRY

Hier ist alles drin, was schlank und satt macht: hochwertiges Fischeiweiß, Top-Würzkräuter (Knoblauch, Curry, Ingwer, Chili), Ballaststoffe und Fettsäuren in Cashewnüssen und probiotischer Joghurt. Ein gefundenes Fressen für Ihre Verdauungsmannschaft im Darm.

Zutaten für 4 Portionen:
600 g Fischfilets (z. B. Kabeljau oder Seelachs)
unjodiertes Salz
Pfeffer aus der Gewürzmühle
Saft von ½ Zitrone
200 g geschälte Tomaten (Dose)
2 Möhren
4 Schalotten
1 Knoblauchzehe
1,5 cm frischer Ingwer
½ grüne Chilischote
50 g Cashewnüsse
3 EL Butterschmalz
1–2 EL mittelscharfes Currypulver
180 g Naturjoghurt
½ TL Garam masala (indische Gewürzmischung)

Zubereitung:
Die Fischfilets unter fließendem Wasser abspülen, trocken tupfen und in etwa 2 cm große Würfel schneiden. Mit etwas Salz und Pfeffer würzen und mit Zitronensaft beträufeln. Die Tomaten fein hacken und in den Saft zurückgeben. Die Möhren schälen und in Stifte schneiden. Die Schalotten schälen und fein würfeln, den Knoblauch schälen und durch die Presse drücken. Den Ingwer schälen und fein reiben. Die Chilischote putzen, entkernen, waschen, trocknen und fein hacken. Die Cashewnüsse in einer Pfanne ohne Fett kurz anrösten.
Das Butterschmalz in einem Wok erhitzen, die Möhren und die Schalotten darin anschwitzen. Knoblauch, Ingwer und Chili dazugeben, dann das Currypulver hinzufügen und etwa 30 Sekunden mitgaren. Die Tomaten mit dem Saft dazugeben. Mit etwas Salz und Pfeffer würzen und alles einige Minuten einkochen lassen. Dann den Joghurt mit dem Garam masala vermischen und unter das Gemüse heben. Den Fisch dazugeben und das Ganze etwa weitere 6 Minuten garen. Das Curry abschmecken und mit den gerösteten Cashewnüssen bestreut servieren.

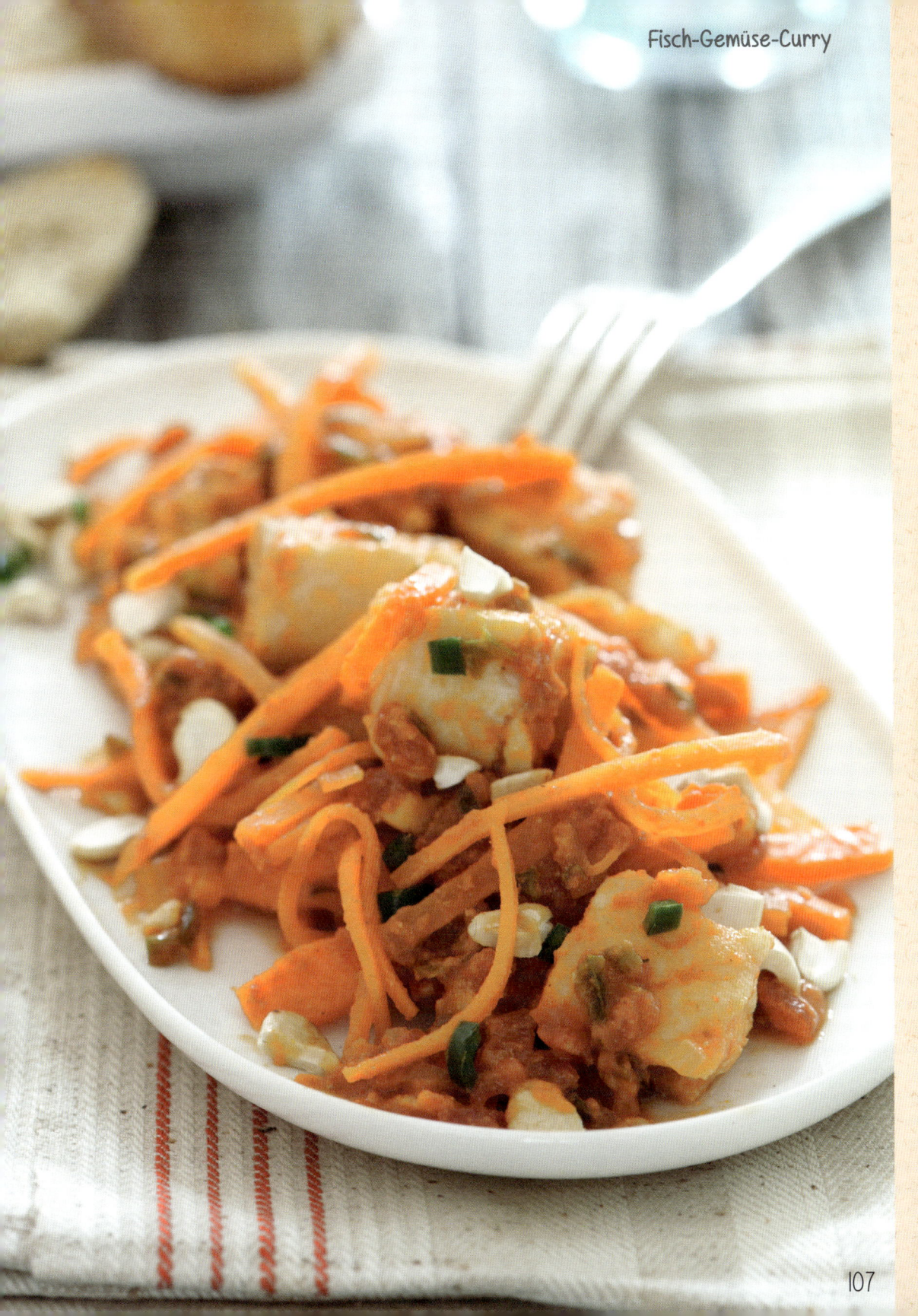

APRIKOSENCREME

Aprikosen sind reich an Vitaminen und Ballaststoffen. Mandeln liefern hochwertige Fettsäuren und für Probiotika-Nachschub ist durch den Joghurt auch gesorgt.

Zutaten für 4 Portionen:
1 ½ kg reife Aprikosen, 4–5 EL Wasser, 120 g gehackte Mandeln,
300 g griechischer Joghurt, 4 EL Wildblumenhonig

Zubereitung:
Die Aprikosen waschen, entsteinen und grob würfeln. Die Früchte in einen Topf geben und zusammen mit dem Wasser 15 Minuten weich kochen. Die Aprikosen mit dem Mixstab pürieren, abkühlen und im Kühlschrank kalt werden lassen. Die Mandeln in einer Pfanne ohne Fett leicht braun rösten, abkühlen lassen. Den Joghurt glatt rühren. Die Hälfte der Mandeln unter die erkaltete Aprikosenmasse ziehen. In vier dekorative Schalen oder hohe, breite Gläser zuerst die Aprikosenmasse, dann Joghurt und Honig schichten. Zum Schluss die Desserts mit den restlichen Mandeln bestreuen.

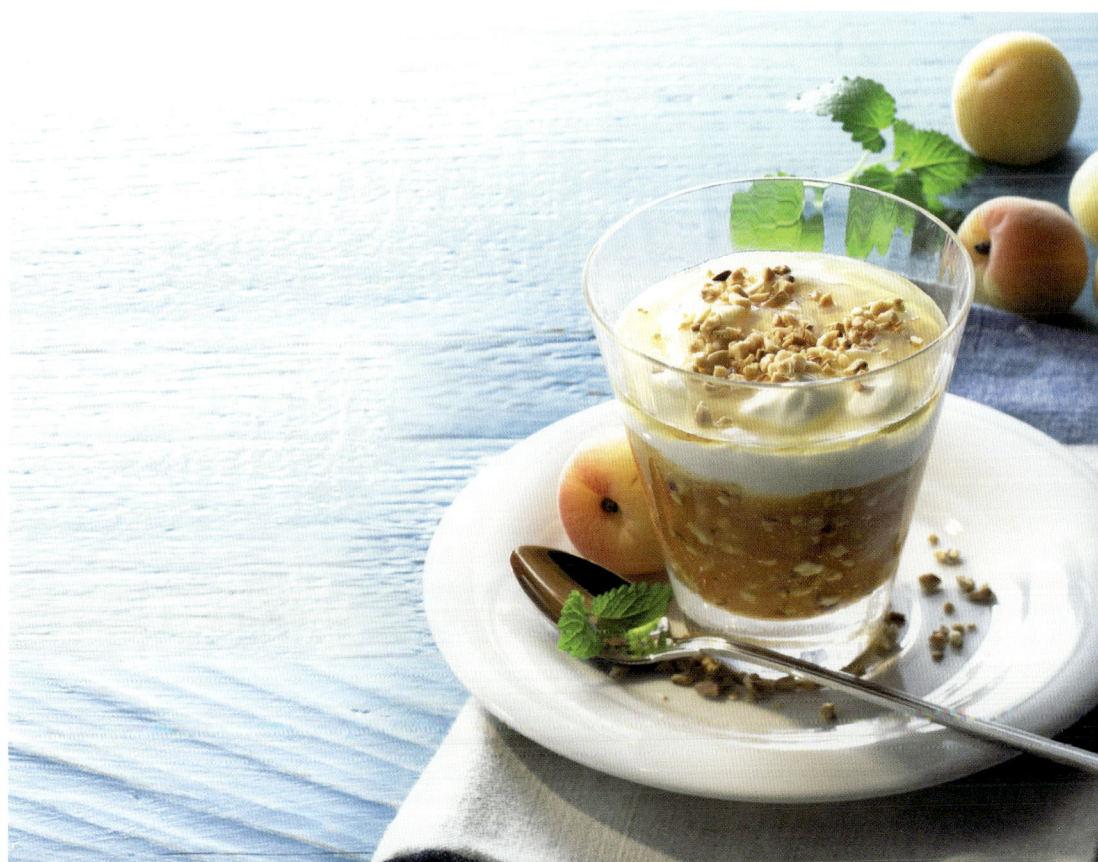

SATTMACHER-FAKTOREN

Glauben Sie nicht, dass die Signale für Appetit, Hunger und Sattheit nur aus dem Kopf kommen. Hungrige Mitbewohner im Darm finden Mittel und Wege, um ihren menschlichen Gastwirt dazu zu bringen, Nahrung aufzunehmen. Sie melden sich auch zu Wort, wenn sie sich satt gefressen haben. Bleibt die Frage: Hören wir noch auf die Botschaften unserer Bakterienvölker?

Heißhungerattacken, ungezügelter Appetit und defekte Essbremsen sind die Erzfeinde des gesunden Lebensstils – vor allem, wenn man abnehmen will. Ein ausgeklügeltes Botenstoffsystem (Hormone) sorgt im besten Fall dafür, dass unsere Darmbewohner genau das bekommen, was sie brauchen – nicht zu viel und nicht zu wenig.

Peptid YY

Der Eiweißstoff Peptid YY fungiert in etwa so wie eine integrierte Fressbremse der Bakterienverdauung. Das Hormon Peptid YY wird von Darmzellen produziert und hat sozusagen eine Standleitung zum Gehirn. Dort werden dann umgehend Maßnahmen ergriffen: Die Magenentleerung wird gehemmt, ebenso die Ausschüttung von Verdauungsenzymen aus der Bauchspeicheldrüse sowie die Magensekretion. Es handelt sich um einen Schutzmechanismus, der die Fettverdauung verbessern soll.

Peptid YY beeinflusst stark das Appetit- und Sättigungsgefühl – Parole: pappsatt. Wer kein Peptid YY bilden kann (Mäuseexperiment), wird automatisch dick, das zeigten Experimente an Labormäusen. Studien mit dicken und dünnen Testpersonen zeigten, dass man am All-you-can-eat-Buffet ein Drittel weniger Kalorien aufnimmt und nachhaltig gesättigt ist, wenn genügend Peptid YY im Blut ist. Wer reichlich Ballaststoffe konsumiert, produziert mehr Peptid YY und weniger Appetitmacherhormon Ghrelin. Auch das Sättigungshormon GLP-1 kommt dann stärker zum Zug. Abnehmen leicht gemacht.

Eiweiß-Sattmacher

Wer weniger Kohlenhydrate isst, muss ersatzweise einen anderen Energieträger nutzen. Eiweiß ist für diesen Zweck optimal geeignet! Eiweiß sättigt ausgezeichnet. Es liefert Energie und viele wertvolle Nährstoffe. Verdoppeln Sie Ihre Eiweißration und essen Sie sich satt! Planen Sie drei bis vier Mal pro Woche Hauptmahlzeiten mit Fleisch oder Fisch ein, mit viel Gemüse und hochwertigen Ölen lecker zubereitet.
Eiweiß ist ein Grundbaustoff des Lebens. Eiweiß ist auch ein äußerst wertvoller Nährstoff. Fakt ist: Je mehr Kohlenhydrate gegessen werden, desto mehr sinkt der Eiweißanteil der Ernährung.

Bei Eiweißmangel lassen die geistige und körperliche Leistungsfähigkeit nach und das Immunsystem wird geschwächt. 0,8 bis 1 Gramm Eiweiß pro Kilogramm Körpergewicht oder etwa 60 Gramm Eiweiß pro Tag für einen gesunden Erwachsenen werden empfohlen. Neuere wissenschaftliche Untersuchungen deuten darauf hin, dass bei bis zu 2 Gramm Eiweißaufnahme pro Kilogramm Körpergewicht eine optimale Versorgung gegeben ist.
Jedes Gramm Eiweiß aus Fisch, Fleisch, Soja und Milchprodukten liefert zunächst genauso viel Kalorienenergie wie jedes Gramm

Kohlenhydrate. Da aber die Verwertung von Eiweiß aufwendiger ist als bei Kohlenhydraten, wird ein Teil der Kalorien sofort wieder verbrannt. Dies ist einer der Gründe, warum Eiweiß beim Abnehmen helfen kann. Eiweißmahlzeiten sparen Kalorien ein. Je nach Körpermasse können es 100 bis 200 Kalorien pro Tag sein. Hochgerechnet wären das 2 bis 4 Kilogramm Gewichtsverlust pro Jahr! Die Schlankmacherwirkung von Eiweiß beruht darauf, dass durch die Eiweißverarbeitung im Körper Wärmeenergie entsteht, die nach außen abgegeben wird – Energie, die in der Energiebilanz nicht mehr auftaucht.

Eiweißreiche Mahlzeiten machen besser und länger satt als eiweißarme oder kohlenhydratreiche Mahlzeiten. Studien konnten diesen Essbremseneffekt bestätigen. Eiweiß vermittelt eine anhaltende Sättigung, ohne dass man sich „schwer" fühlt. Diese Wirkungen beruhen auf dem Zusammenspiel von Sättigungshormonen – weil etwa Peptid YY aktiviert wird – und der zeitintensiven Verstoffwechslung bei der Verdauung. Eiweißnahrung führt nicht (wie bei Kohlenhydraten) zu einem hochschießenden Insulinspiegel im Blut. Das schützt vor Heißhungerattacken. Wer weniger hungrig ist, isst weniger und beugt Übergewicht vor. Ein gesundes Ernährungsprogramm empfiehlt einen Anteil von 20 bis 25 Prozent Eiweiß an der Gesamtenergieaufnahme. Mehr muss es nicht sein – Steinzeitjäger und -sammler hatten noch mehr als 30 Prozent Eiweißnahrung auf ihrem Speiseplan.

Tierisches Eiweiß aus Fleisch, Fisch, Milch und Milchprodukten ist biologisch hochwertiger als pflanzliches Eiweiß aus Soja oder Hülsenfrüchten. Tierisches Eiweiß ähnelt menschlichem Eiweiß, was die Zusammensetzung der Bausteine (Aminosäuren) betrifft. Je ähnlicher das Nahrungseiweiß dem Körpereiweiß ist, desto weniger muss davon gegessen werden. Das heißt: Je hochwertiger das Fleisch oder der Fisch auf dem Teller sind, desto weniger essen Sie davon. Schlankmachereiweiß für Gourmets.

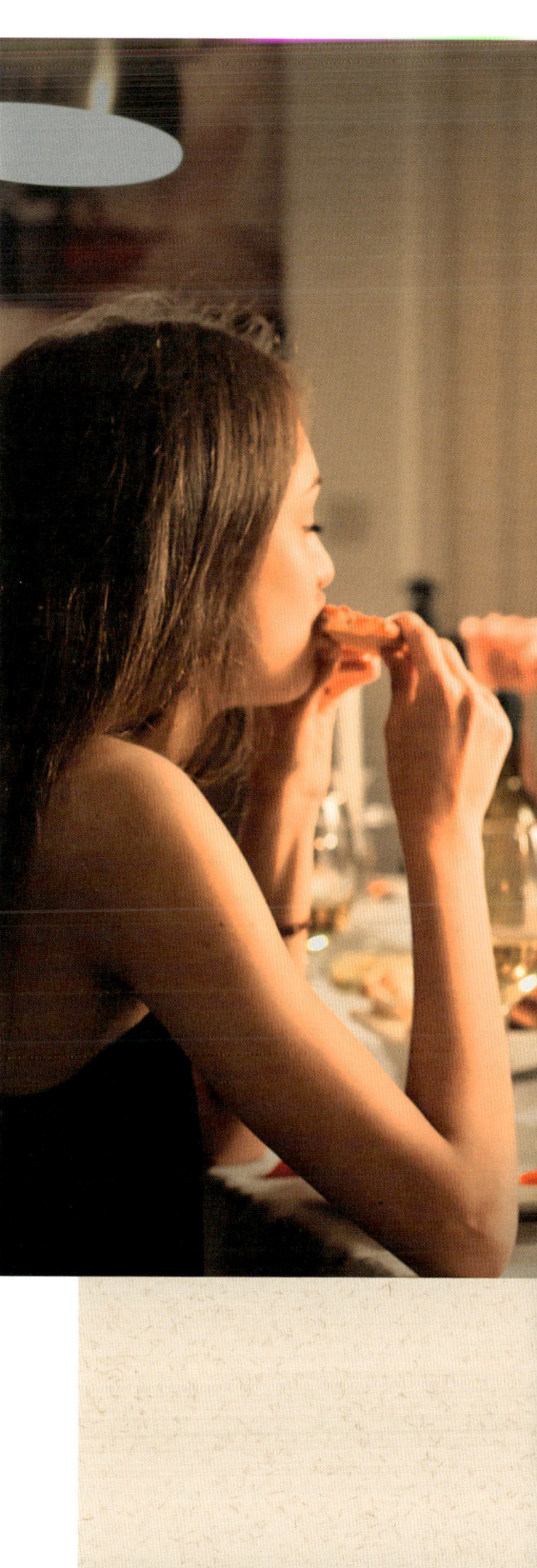

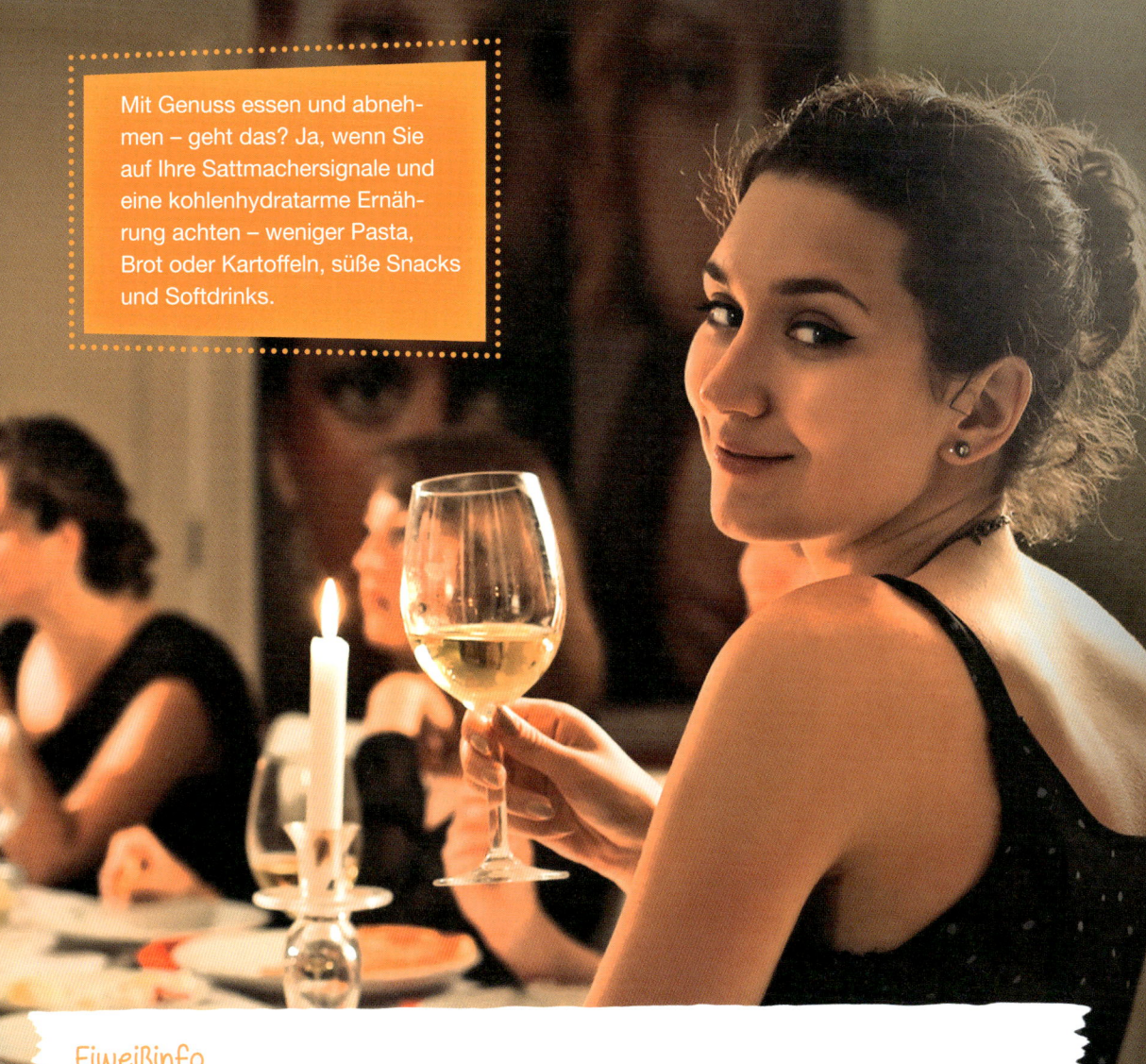

Mit Genuss essen und abnehmen – geht das? Ja, wenn Sie auf Ihre Sattmachersignale und eine kohlenhydratarme Ernährung achten – weniger Pasta, Brot oder Kartoffeln, süße Snacks und Softdrinks.

Eiweißinfo

- Durch mehr Eiweiß und weniger Kohlenhydrate in der Nahrung sinken die Blutfettwerte (Gesamtcholesterin, Triglyceride, LDL-, VLDL-Cholesterin).
- Eiweiß verursacht einen kurzfristigen Säureüberschuss, der aber rasch abgepuffert wird. Calciumreiche, basisch wirksame Salate, Gemüse und Obst zur Fleischmahlzeit schützen vor Übersäuerung und vor Osteoporose.
- Hochwertiges Eiweiß sättigt nachhaltig durch Aktivierung von Sattmacherhormonen.
- Die Eiweißverdauung ist energieintensiv und produziert viel Wärme. Kalorien werden „verbrannt" und man kann leichter und schneller abnehmen.

Appetit- und Satthormone

Die Nahrungsaufnahme ist durch ein Regelwerk von Hormonen abgesichert. Der Körper benutzt zu diesem Zweck verschiedene Botenstoffe. Stress und nicht erholsamer Schlaf machen beispielsweise hungrig und stören das gesunde Sättigungsgefühl. Ob mehr Appetit- oder Satthormone im Blut sind, hängt auch von der Verdauungsmannschaft im Darm ab. Schlank-macherbakterien (Bifido- und Milchsäurebakterien) verbessern das Sättigungsgefühl. Mehr Dickmacherbakterien bremsen die Sättigungshormone aus.

- Peptid YY: Es wird direkt in den Darmzellen gebildet und fungiert als Sattmachersignal.
- Leptin: Es wird hauptsächlich von Fettzellen produziert und hemmt im Gehirn Appetitsignale.
- GLP-1: Es wird im Darm produziert, wenn Nahrung aufgenommen wird. Es stimuliert die Insulinproduktion, verzögert die Magenentleerung und aktiviert das Sättigungsgefühl.
- Ghrelin: Es ist ein appetitanregendes Hormon, das in der Magenschleimhaut und in der Bauchspeicheldrüse produziert wird.

Heißhunger unter Kontrolle

Bei der Verdauung von Kohlenhydraten entsteht Zucker (Glukose), der dann ins Blut gelangt. Zucker ist der Brennstoff, der Körper und Geist fit macht. Die Organe und vor allem das Gehirn verbrauchen ständig Zucker. Damit immer genügend vorhanden ist, wird der Blutzucker von einem ausgeklügelten System kontrolliert. Die Hormone Insulin und Glukagon sind daran

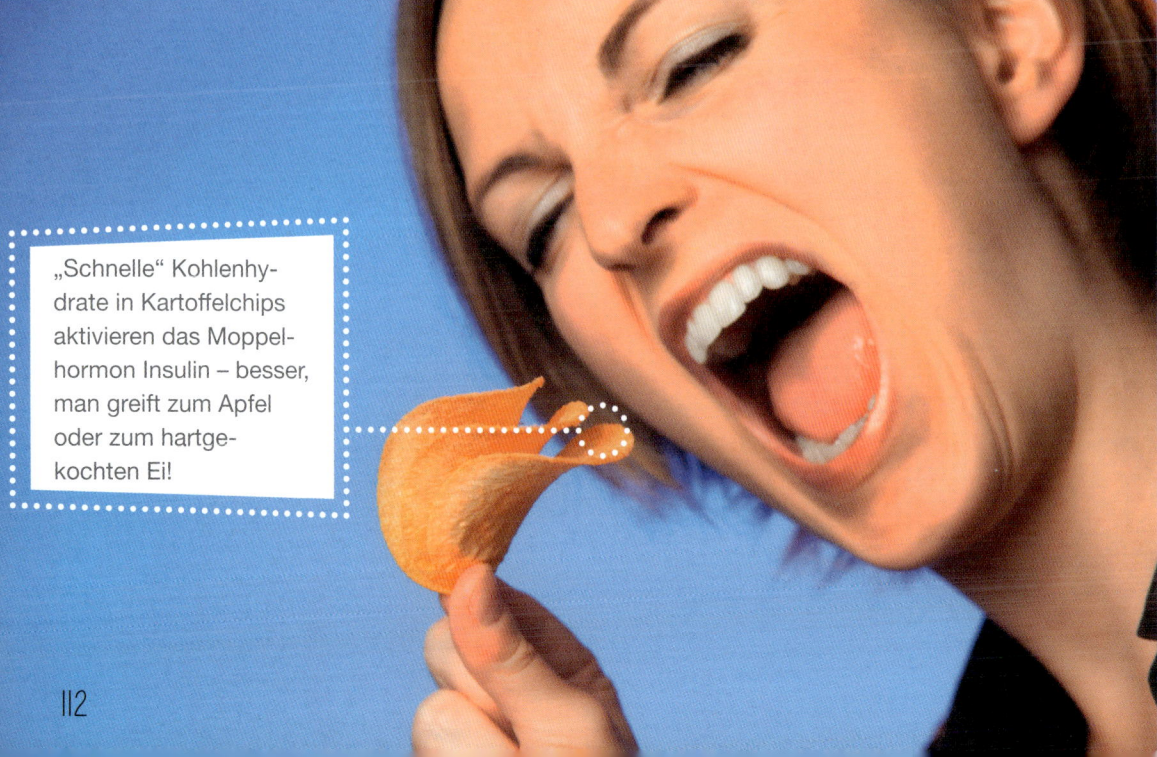

„Schnelle" Kohlenhydrate in Kartoffelchips aktivieren das Moppel-hormon Insulin – besser, man greift zum Apfel oder zum hartge-kochten Ei!

beteiligt. Die Zuckerversorgung sollte möglichst gleichmäßig sein. Zu hohe und zu niedrige Blutzuckerspiegel belasten den Stoffwechsel. Steigt der Zuckerspiegel an, schüttet die Bauchspeicheldrüse Insulin aus, das Organe und Muskeln für Zuckerenergie aufnahmefähig macht. So stehen sofort oder später Energiereserven zur Verfügung. Je nachdem, wie kohlenhydratreiche Lebensmittel beschaffen sind, gelangt Glukose langsam oder schnell ins Blut: bei Vollkornprodukten sehr langsam, bei Pasta aus Weißmehl schneller und bei Traubenzucker sofort. Man spricht von „schnellen" und „langsamen" Kohlenhydraten in Lebensmitteln. Werden überwiegend schnelle Kohlenhydrate konsumiert, führt dies jedes Mal zum Blutzuckeranstieg und zur Insulinausschüttung. Wird ein solches Ernährungsmuster jahrelang beibehalten, schwankt der Blutzuckerspiegel ständig.

Man nimmt dann leichter zu, da Insulin die Fettbildung im Körper fördert. Deshalb gilt Insulin als Heißhunger- und Moppelhormon. Zudem reagieren die Körpergewebe zunehmend unempfindlicher auf Insulin, was zur Insulinresistenz führen kann, dem Vorstadium von Diabetes.

- Der sogenannte Glykämische Index (GI, Glyx) gibt an, wie rasch ein Lebensmittel nach dem Verzehr den Blutzuckerspiegel ansteigen lässt. Der GI ist nützlich, um beim Einkauf auf Lebensmittel mit schnellen oder langsamen Kohlenhydraten zu achten: Je höher der GI, desto schneller steigt der Blutzuckerspiegel an. Aber nicht alle Lebensmittel mit hohem GI-Wert sind ungesund. Der GI von Lebensmitteln wird durch zahlreiche Faktoren beeinflusst: Verarbeitung (gemahlen oder Vollkorn), Struktur (mürbe oder kompakt), Säure-, Fett-, Eiweiß- und Ballaststoffgehalt sowie die Zubereitung. Glyx zeigt aber nur die halbe Wahrheit, denn der GI ist ein von der Menge unabhängiger fester Wert. Weder Kalorien noch der Kohlenhydratanteil der Lebensmittel werden von Glyx berücksichtigt.

- Entscheidend für die Gewichtsabnahme ist die glykämische Last (GL). Die glykämische Last berücksichtigt neben dem glykämischen Index (GI) auch die Kohlenhydratmenge der Lebensmittel, wovon die erforderliche Insulinmenge zur Senkung des Blutzuckers abhängig ist. Demnach gibt die GL die tatsächliche Blutzucker und Insulinwirkung viel realistischer wieder – das heißt: mögliche Schlank- oder Dickmachereffekte. Die GL zeigt auch die Kohlenhydratmengen der verschiedenen Nahrungsmittel an. Je geringer die GL der Nahrungsmittel ist, desto mehr können Sie essen, ohne ungünstige Insulinwirkungen zu provozieren.

Nutzen Sie zusätzlich die Sattmachereffekte von hochwertigem Eiweiß und hochwertigen Ölen, können Sie langfristig abnehmen und Ihr Wohlfühlgewicht halten. Sie bleiben gesund und schlank, genießen Ihr Essen und profitieren von allen Nährstoffen inklusive Ballaststoffen, Vitaminen, Mineralstoffen und gesunden Pflanzenstoffen.

- Milch und Milchprodukte liefern tierisches Eiweiß und sind als fermentierte Produkte im Darm hochwillkommen: Joghurt, Butter und Sauermilch, Kefir & Co. Solche Milchprodukte fördern die Verdauung, aktivieren den Stoffwechsel und das Immunsystem, liefern reichlich Calcium (ein Energiebooster!), verlangsamen den Blutzuckeranstieg (und schonen das Heißhungerhormon Insulin) bei GI-intensiven Mahlzeiten und helfen beim Abnehmen.

- Inulin ist ein Sattmacher, der ohne Insulin auskommt. Artischocken, Chicorée, Zwiebeln, Lauch, Spargel, Endiviensalat und Topinambur werden von fleißigen Helfern im Dickdarm verdaut und brauchen kein Insulin, um den Blutzuckerspiegel zu normalisieren – hervorragende Sattmacher. Mit der richtigen Mischung von Darmbakterien und einem artenreichen Darmbiotop wird Ihnen das Abnehmen leicht fallen.

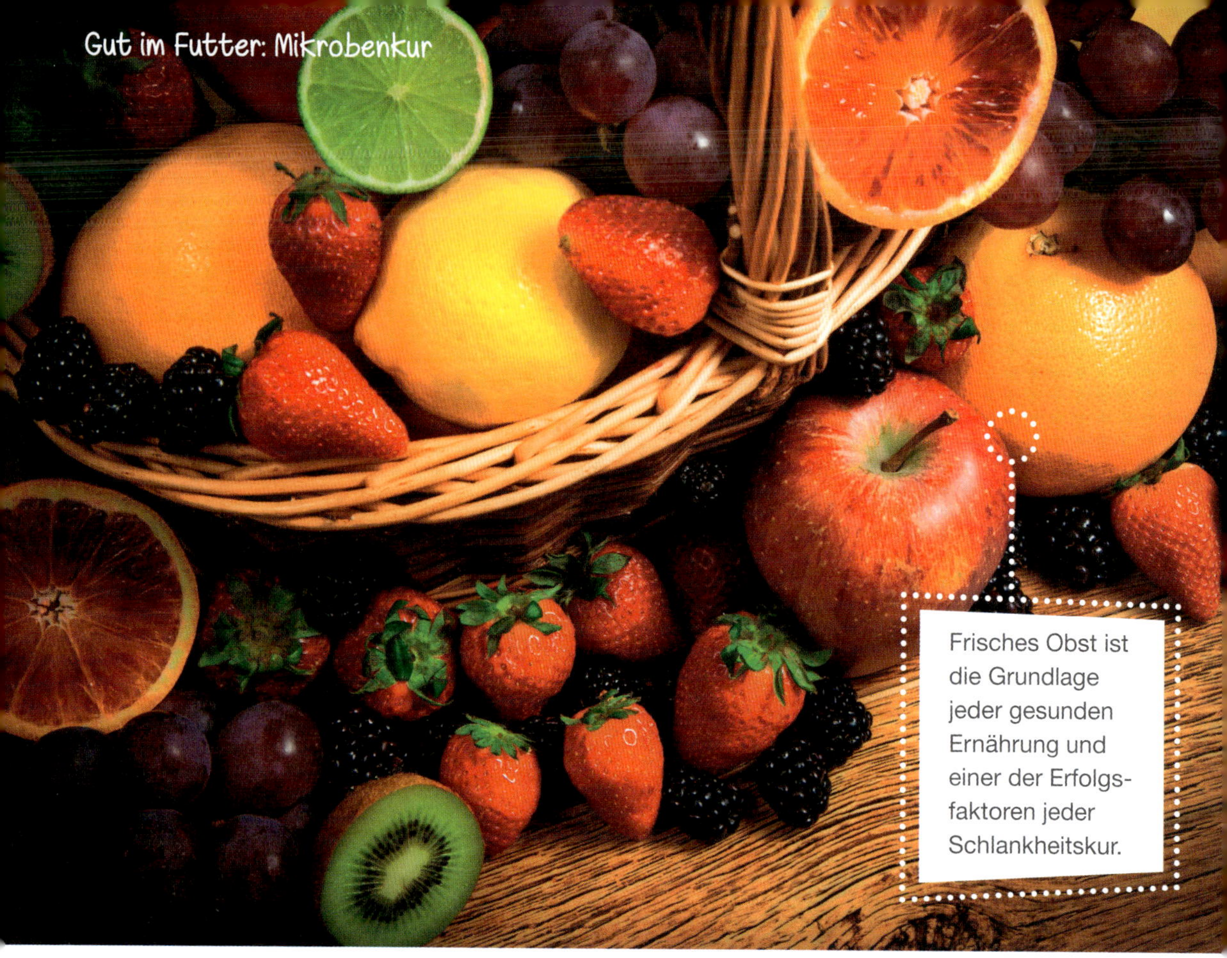

> Frisches Obst ist die Grundlage jeder gesunden Ernährung und einer der Erfolgsfaktoren jeder Schlankheitskur.

Auf der Einkaufsliste: Lebensmittel mit geringer Insulinaktivierung

Die nachfolgend gelisteten Lebensmittel haben niedrige Werte für die glykämische Last (GL). Sie sind sehr empfehlenswert, wenn man abnehmen will (alle Lebensmittel ungezuckert).

- Obst: Äpfel, Aprikosen, Birnen, Brombeeren, Erdbeeren, Grapefruit, Heidelbeeren, Himbeeren, Johannisbeeren, Kirschen, Nektarinen, Orangen, Pfirsiche, Pflaumen
- Gemüse/Hülsenfrüchte: Artischocken, Auberginen, Avocados, Bohnen, Brokkoli, Chicorée, Endivien, Gurken, Knoblauch, Kohlgemüse, Kürbis, Lauch, Linsen, Möhren, Paprika, Peperoni, Pilze, Rote Bete (roh), Schwarzwurzeln, Sellerie, Sojaprodukte, Spargel, Spinat, Sprossen, Tomaten, Topinambur, Zucchini, Zwiebeln
- Getreide: Vollkornbrot, Vollkornreis, Vollkornpasta, Gerste und Hafer (Flocken)
- Nüsse/Ölsaaten: als Zutat Mandeln, Walnüsse, Pekannüsse, Erdnüsse, Cashewnüsse, Pistazien, Kürbiskerne, Sonnenblumenkerne, Sesamsamen, Leinsamen, Oliven
- Kräuter/Gewürze: Basilikum, Curry, Gelbwurz (Kurkuma), Ingwer, Oregano, Petersilie, Schnittlauch, schwarzer Pfeffer
- Milch/-produkte: Milch (3,5 Prozent Fett), Buttermilch, Joghurt, Kefir.

Ballaststoffe und Kohlenhydrate im Obst

Ballaststoffe gehören zu den besten gesunden Schlankmachern, die Sie nutzen können. Je geringer die glykämische Last (GL-Wert) und je höher der Ballaststoffanteil sind, desto größer ist der Schlankmacher-effekt (GL: glykämische Last/100-g-Portion; GI: glykämischer Index; Quelle: Nicolai Worm: Glücklich und schlank – mit viel Eiweiß und dem richtigen Fett. Die LOGI-Methode. Systemed Verlag, Lünen)

Obstsorte	Ballaststoffe	Kohlenhydrate	GL /100 g	GI /100 g
Erdbeeren	1,6 g	5,50 g	1	40
Grapefruit	1,6 g	7,50 g	2	25
Kirschen	1,3 g	13,3 g	2	22
Birnen	3,3 g	12,4 g	3	38
Orangen	1,6 g	8,30 g	4	42
Pflaumen	1,6 g	10,2 g	4	39
Pfirsiche	1,9 g	9,40 g	4	42
Aprikosen	1,5 g	8,50 g	4	57
Wassermelonen	0,2 g	8,30 g	4	72
Äpfel	2,0 g	11,4 g	5	38
Kiwis	2,1 g	9,10 g	5	53
Ananas	1,5 g	12,4 g	6	59
Trauben	1,5 g	15,2 g	7	46
Mango	1,7 g	12,8 g	7	51
Bananen	1,8 g	21,4 g	10	52
Trockenobst				
Aprikosen	8,6 g	47,9 g	15	31
Apfelringe	10,1 g	57,0 g	17	29
Sultaninen	5,4 g	64,7 g	42	56
Rosinen	5,2 g	68,0 g	47	64
Datteln	9,0 g	65,2 g	69	100
Fruchtsäfte (ohne Zucker)				
Apfelsaft	–	11,7 g	4	40
Ananassaft	–	12,0 g	4	46
Grapefruitsaft	–	7,2 g	4	48
Orangensaft	–	9,0 g	5	50

Tipps zum Abnehmen

- Realistische Ziele anstreben: Erwarten Sie nicht, dass Ihre Kilos im Rekordtempo purzeln, wenn Sie auf einen gesunden Lebensstil mit gesunder Ernährung umstellen. Langsam aber sicher werden Sie Ihr Wohlfühlgewicht erreichen und halten können.
- Hunger stillen: Nutzen Sie die Sattmacher der gesunden Ernährung. Hochwertiges Eiweiß, hochwertige Fette und Öle, Fisch und Sattmacher-Snacks (Nüsse, hartgekochtes Ei, Äpfel u. a.) sowie Ballaststoffe in Lebensmitteln. Lieber mehrere kleinere Mahlzeiten über den Tag verteilen, das hält den Hunger in Schach.
- Energiedichte beachten: Abnehmen kann nur, wer mehr Energie verbraucht als er aufnimmt. Die Energiebilanz muss negativ sein. Satt sein und satt bleiben hilft dabei.
- Schwere und voluminöse Mahlzeiten lösen über den Dehnungsreiz im Magen ein wirksames Sättigungssignal aus. Mit ballaststoffreichem Gemüse gelingt dies hervorragend. Schlankmacherkost ist kohlenhydratarm (Low-Carb) und eiweiß-/ballaststoffreich mit relativ hohem Fettanteil.
- Fettbewusst essen: Fett ist gesund, wenn die Fettqualität stimmt. Fettarmes Fleisch und fettarme Wurst sind zu bevorzugen. Sichtbares Fett am Fleisch entfernt man. Fett im Fleisch artgerecht gehaltener Tiere ist von besserer Qualität als im Fleisch aus Massentierhaltung. Fetter Fisch ist voll und ganz zu empfehlen. Er enthält wertvolle Omega-3-Fettsäuren zur Fettverbrennung.
- Eiweißreich essen: Eiweiß sättigt ausgezeichnet, liefert Energie und viele wertvolle Nährstoffe. Verdoppeln Sie Ihre Eiweißration und essen Sie sich satt! Planen Sie drei bis vier Mal pro Woche Hauptmahlzeiten mit Fleisch oder Fisch ein, mit viel Gemüse und hochwertigen Ölen lecker zubereitet.
- Glykämische Last verringern: Wer seine glykämische Last senken bzw. die Dickmacherwirkung von Nahrungsmitteln vermeiden möchte, greift zu Beeren, zuckerarmen Früchten, Wurzeln, Gemüse und Salat – bei Haupt- und Zwischenmahlzeiten.
- Genussvoll speisen: Essen mit Genuss ist der Schlüssel zum Glück. Man fühlt sich satt und zufrieden – und man bewegt sich nebenbei auf die schlanke Linie zu. Genießen Sie ganz bewusst Ihr Essen und Ihr Leben. Lassen Sie sich Zeit, essen Sie langsam und kauen Sie die Bissen genussvoll. Erfreuen Sie sich am Geschmack und am Aroma köstlich duftender Speisen, am zweckmäßig oder festlich gedeckten Tisch, allein oder in Gesellschaft. Schlanke und Schlankheitsaspiranten essen nur so viel, bis sie satt sind.
- Qualität bevorzugen: Gute Küche bevorzugt frische Produkte bestmöglicher Qualität. Sie ist nährstoff-, abwechslungsreich und ausgewogen und wird in Maßen genossen. Mäßig essen bedeutet aber nicht wenig essen, sondern essen, bis man satt ist.
- In Bewegung bleiben: Wenn Sie sich viel und regelmäßig bewegen, hilft das beim Abnehmen. Sie bleiben länger gesund und fit. Bewegung hilft bei der Fettverbrennung. Bewegung aktiviert den Hunger-Sättigungs-Mechanismus und baut Muskelmasse auf, die dann ihrerseits wieder Energie verbraucht – sogar im Ruhezustand! Konditionstraining bringt Herz und Kreislauf in Schwung und sorgt für stabilen Blutdruck.

BEEREN-KIRSCH-ORANGEN-SMOOTHIE

Der optimale Hallo-Wach-Drink mit erfrischenden Beerenfrüchten, die jede Menge Vitamine und gesunde Pflanzenstoffe enthalten.

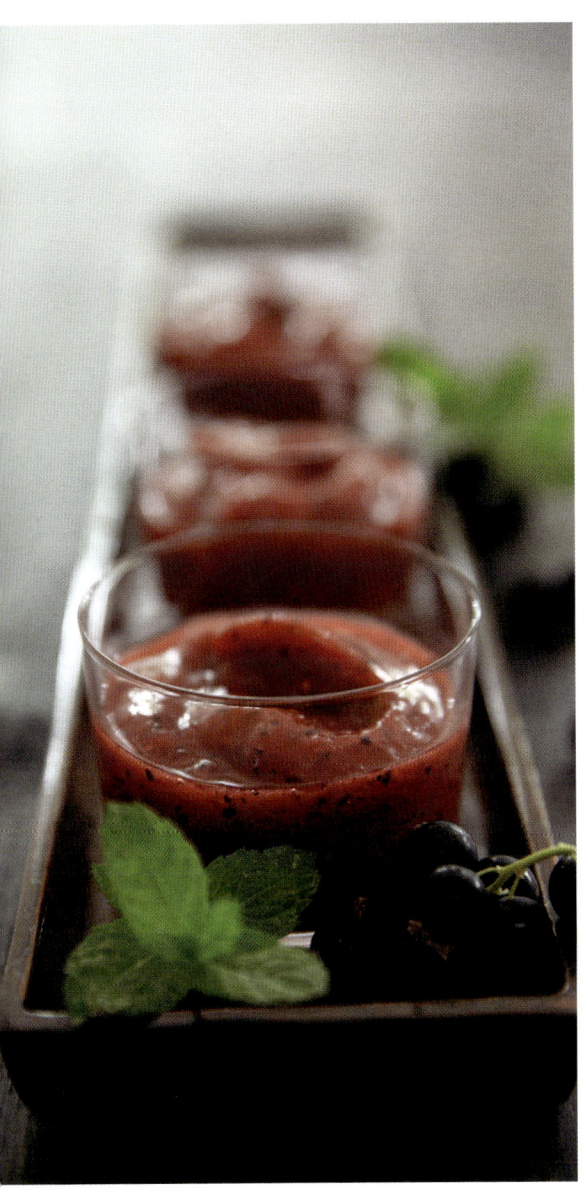

Zutaten für 2 Portionen:

150 g Erdbeeren
50 g Himbeeren
50 g schwarze Johannisbeeren
50 g Kirschen
2 Stängel Minze
1 Blutorange
6–8 Eiswürfel

Zubereitung:

Erdbeeren, Himbeeren und Johannis-beeren waschen, putzen und in ein hohes Gefäß oder einen Standmixer geben. Die Kirschen waschen und entsteinen. Das Entsteinen geht leich-ter von der Hand, wenn man sie zuvor einige Minuten ins Gefrierfach legt. Zur Beerenmischung geben.
Die Minze waschen, trocken schütteln und die Blätter abzupfen. Ein paar Blätter für die Garnitur beiseitelegen, die restlichen Blätter ebenfalls in den Mixer geben.
Die Blutorange auspressen, den Saft zu den Beeren und Kirschen gießen, 6–8 Eiswürfel hinzufügen und alles gut durchmixen.
Am Ende den Smoothie, der so herrlich nach frischen Beeren und Kirschen duftet, in die Gläser füllen und mit einigen Minzblättern garnieren.

117

BROKKOLISUPPE MIT LACHSTATAR

Ein Augenschmaus ist diese Kohlgemüsezubereitung für Gourmets –
mit verdauungsförderndem Lauch (Knoblauch, Schnittlauch) und mehrfach
ungesättigten Fettsäuren im Lachs.

Zutaten für 4 Portionen:

2 Schalotten
1 Knoblauchzehe
500 g Brokkoli
2 EL kalt gepresstes Olivenöl
1 l Gemüsebrühe
100 g Sahne
unjodiertes Salz
Pfeffer
frisch geriebene Muskatnuss
100 g Räucherlachs
frische Schnittlauchröllchen

Zubereitung:

Die Schalotten und den Knoblauch schälen, die Schalotten fein hacken, den
Knoblauch durch eine Presse drücken. Den Brokkoli putzen, waschen und in kleine
Röschen teilen. Die Stiele schälen und fein würfeln. Das Olivenöl in einem großen
Topf erhitzen und die Schalotten und den Knoblauch darin 2 Minuten unter Rühren
andünsten. Den Brokkoli hinzufügen und 2 Minuten mitdünsten. Mit Gemüsebrühe
ablöschen, die Sahne hinzufügen und das Ganze zugedeckt etwa 10 Minuten
köcheln lassen. Die Suppe mit Salz, Pfeffer und Muskatnuss würzen und mit dem
Stabmixer fein pürieren. Den Lachs ebenfalls kurz pürieren. Die Suppe mit dem
Lachstatar anrichten und mit Schnittlauchröllchen garnieren.

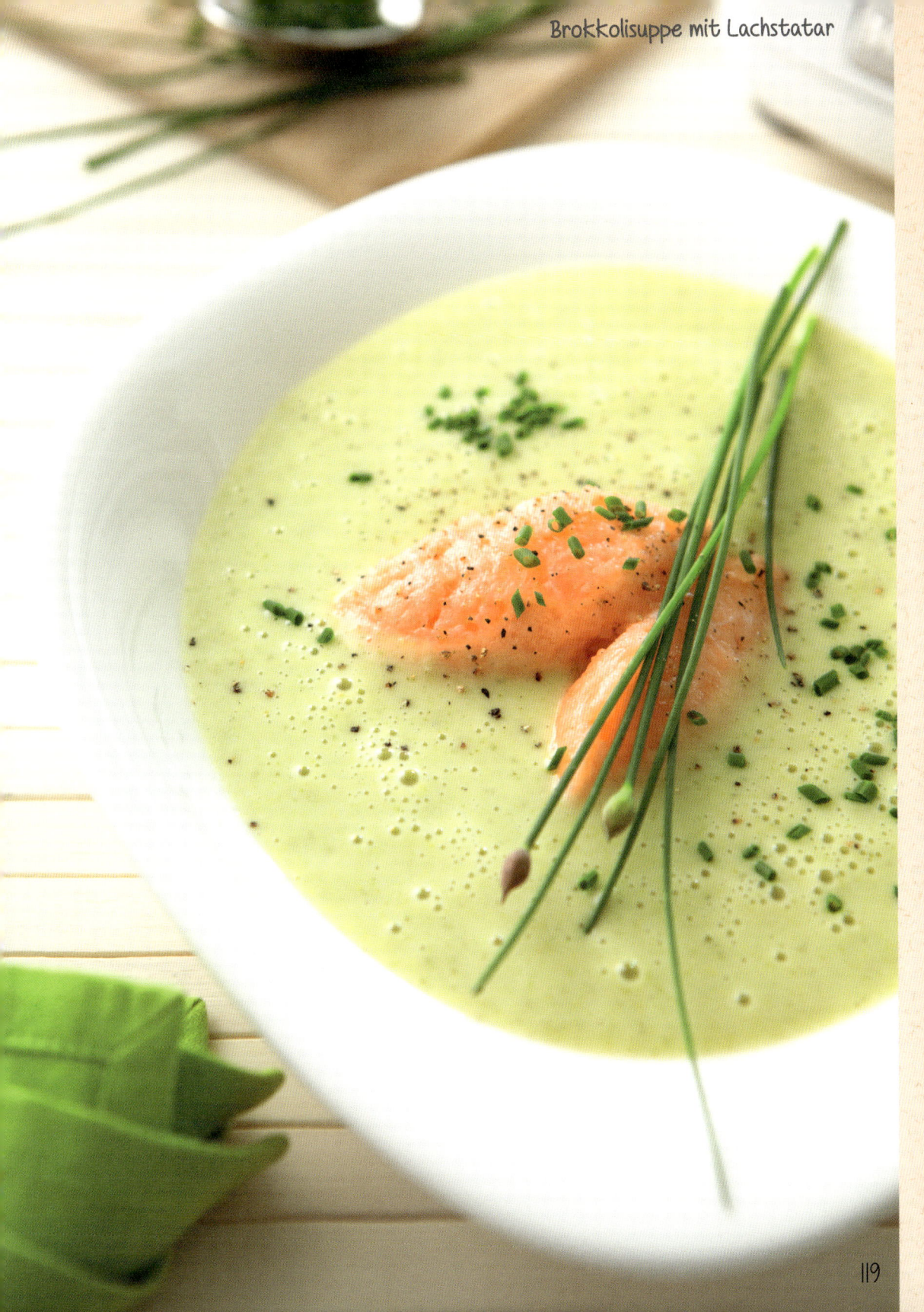

SPARGEL-GRAPEFRUIT-HÜHNCHEN

Hülsenfrüchteeiweiß aus Erbsen plus hochwertiges Geflügeleiweiß – unschlagbare Sattmacher. Dazu gibt es Ballaststoffe im Spargel, in den Sprossen und von den Grapefruits sowie hochwertige Fettsäuren in der Walnuss – die perfekte Schlankmacherkost für Genießer, abwechslungsreich, ausgewogen und gesund.

Zutaten für 4 Portionen:
4 Hühnchenbrustfilets à ca. 200 g
unjodiertes Salz
und Pfeffer aus der Gewürzmühle
500 g grüner Spargel
200 g Zuckerschoten
200 g frische Soja- oder Mungosprossen
1 gelbe Paprikaschote
3 rosa Grapefruits
4 EL Rapsöl
100 ml Gemüsebrühe
2 EL körniger Senf (Meaux)
1–2 EL Wildblütenhonig
4 EL Walnusskerne

Zubereitung:
Die Hühnchenbrustfilets waschen, trocken tupfen, der Länge nach durchschneiden und mit Salz und Pfeffer würzen. Den Spargel waschen, trocknen, von den holzigen Enden befreien und in etwa 4 cm lange Stücke schneiden. Die Zuckerschoten putzen, waschen und trocknen. Die Sprossen kurz abspülen und auf einem Sieb abtropfen lassen. Die Paprika putzen, entkernen, waschen, trocknen und in Streifen schneiden. Eine der Grapefruits auspressen, die anderen beiden filetieren, dabei den Saft auffangen und zu dem anderen Saft geben.
Das Öl in einer Pfanne erhitzen und die Hühnchenbrustfilets darin von beiden Seiten knusprig braun und durch braten. Herausnehmen, in Alufolie wickeln und warm stellen. Spargel, Zuckerschoten und Paprikastreifen in das Bratfett geben und unter Rühren etwa 5 Minuten garen. Die Gemüsebrühe mit dem Senf verrühren und über das Gemüse geben. Die Sprossen unterheben, alles aufkochen lassen und abschmecken. Den Grapefruitsaft mit dem Honig verrühren, die Grapefruitfilets dazugeben und das Ganze leicht erwärmen. Die Walnusskerne dazugeben und leicht glasieren. Die Hühnchenfilets portionsweise mit dem Gemüse auf Tellern anrichten und mit Grapefruitfilets und glasierten Walnüssen garniert servieren.

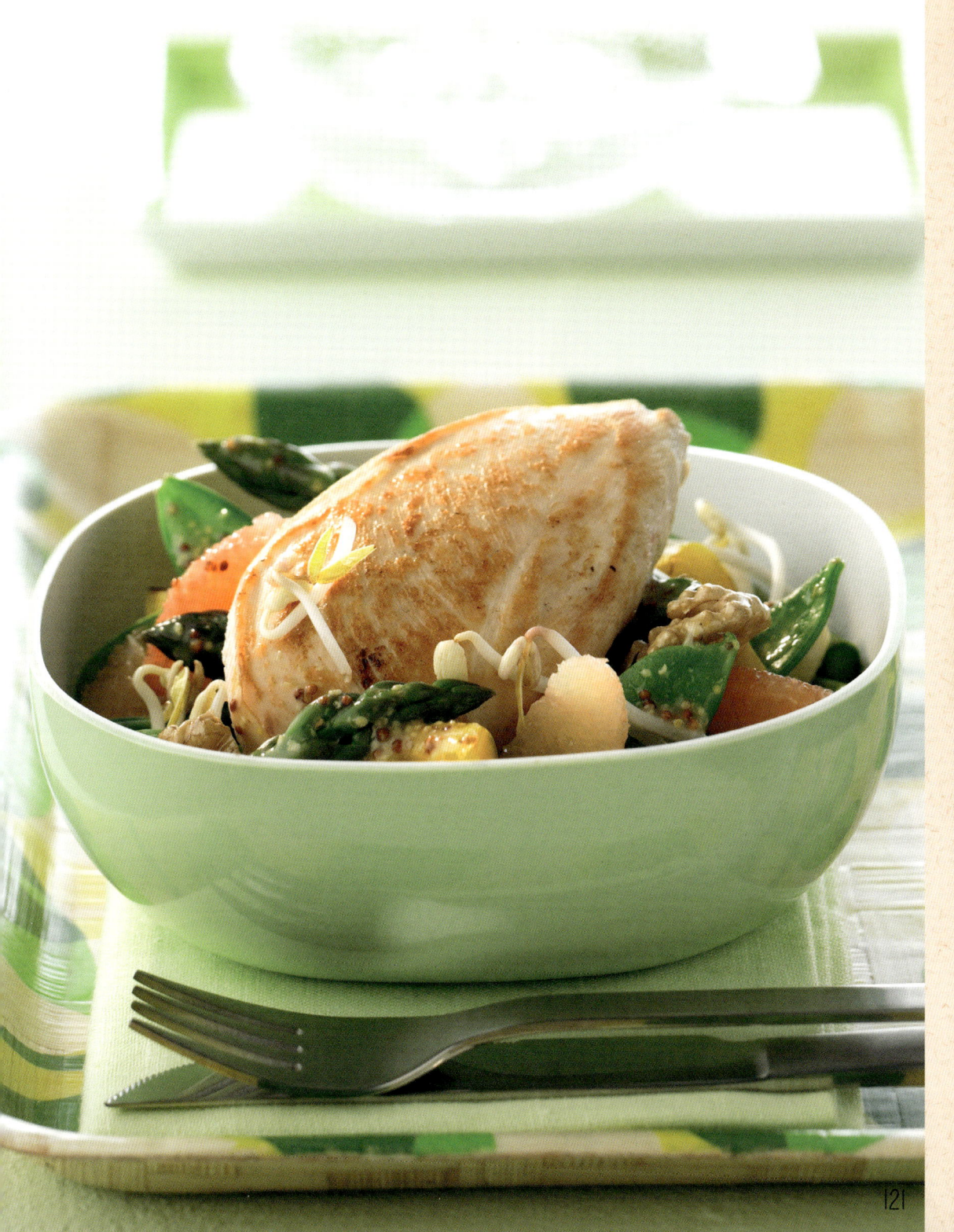

RUCOLA-FEIGENSALAT MIT PARMASCHINKEN

Rucola enthält neben Ballaststoffen reichlich gesunde Senföle, Betacarotin und Folsäure – hier eine aparte Mischung aus süß und bitter, ergänzt mit Sattmachereiweiß (Mozzarella, Schinken).

Zutaten für 4 Portionen:
40 g Rucola
4 Mozzarella à 125 g
Pfeffer aus der Gewürzmühle
16 Scheiben Parmaschinken
16 Feigen
2–3 EL frisch gehacktes Basilikum

Dressing:
8 EL Olivenöl
3 EL Zitronensaft
2 ½ EL Balsamicoessig
2–3 TL Wildblütenhonig
unjodiertes Salz
Pfeffer aus der Gewürzmühle

Zubereitung:
Den Rucola verlesen, die Stängelenden abtrennen, die Blätter waschen, trocken schleudern und auf einer dekorativen Platte anrichten. Den Mozzarella etwas abtropfen lassen und jede Kugel in 4 gleichmäßige Scheiben schneiden. Die Mozzarellascheiben dekorativ auf dem Salat anrichten und mit frisch gemahlenem Pfeffer würzen. Die einzelnen Parmaschinkenscheiben zwischen Daumen und Zeigefinger großzügig zusammenrollen und wie Nester zwischen den Mozzarellascheiben platzieren. Die Schale der Feigen mit einem feuchten Tuch säubern.
Jede einzelne Feige mit einem scharfen Messer kreuzweise tief einschneiden, aber nicht durchtrennen, und mit den Fingern unten zusammendrücken, sodass sich die Früchte wie Blüten öffnen. Je eine Feigenblüte in ein Schinkennest setzen. Die Zutaten für das Dressing verrühren und direkt in und über die Feigenblüten gießen, den Salat damit beträufeln. Das Ganze mit frisch gehacktem Basilikum bestreut servieren.

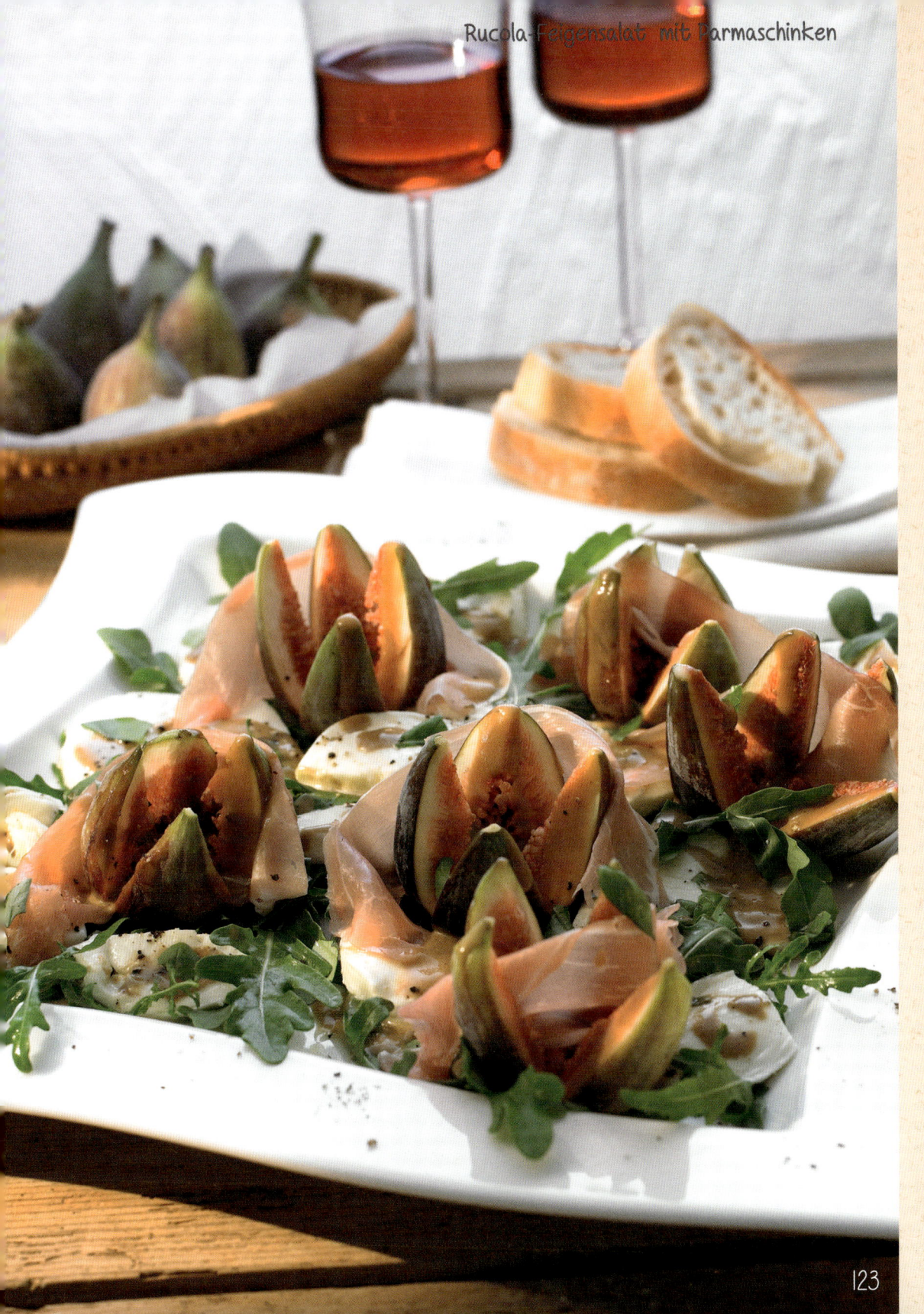

GEGRILLTE RICOTTA-BIRNEN

Ein bittersüßes Dessert, das jedes Menü abrunden kann – mit dem Wohlfühlfaktor Schokolade inklusive.

Zutaten:
8 EL Ricotta
1 TL Zimtpulver
2–3 EL Wildblütenhonig
4 Birnen
Bitterschokolade

Zubereitung:
Den Grill vorheizen. Den Ricotta kurz aufrühren und mit Zimtpulver und Honig nach Geschmack würzen. Die Birnen waschen, trocknen, vierteln und das Kerngehäuse entfernen. Die Birnen von jeder Seite auf dem Grillrost 2 bis 3 Minuten garen. Anschließend portionsweise dekorativ auf Tellern anrichten. Von dem Ricotta mit zwei Löffeln Nocken ausstechen und auf die Birnenviertel setzen. Schokolade darüberhobeln und sofort servieren.

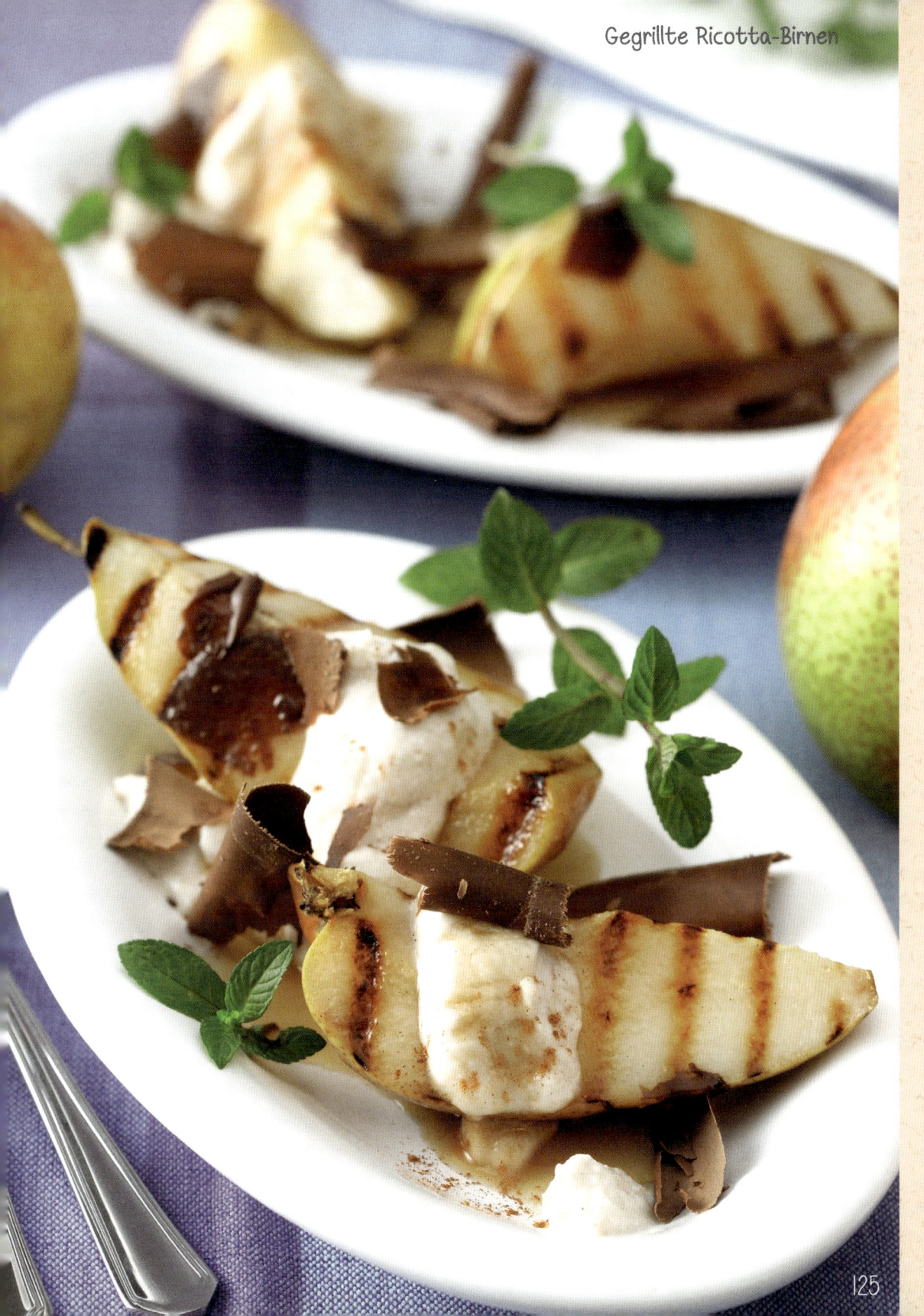

REGISTER